機器人化全口義齒排牙技術

（增訂版）

張永德　著

前　　言

　　隨着科學技術的迅速發展和機器人技術的不斷進步,機器人的應用領域日益擴大。在傳統的工業制造領域成功應用后,機器人技術正向農業、國防、航空航天、水下、康復、醫療等其他各個領域飛速發展,其中的醫療機器人是目前機器人研究領域中最活躍、最有發展前景的方向之一。醫療機器人技術引起美、法、德、意、日等國家學術界的極大關注,自20世紀90年代起,國際先進機器人計劃(IARP)已召開過多屆醫療外科機器人研討會。在發達國家已經出現醫療外科手術機器人市場化産品,并在臨床上開展了大量的病例應用研究。可以預見,在21世紀各種先進的機器人系統將會進入人類生活的各個領域,成爲人類良好的助手和親密的朋友。

　　采用機器人技術實現全口義齒制作過程中的排牙操作是機器人在醫學領域的又一個全新應用。它將使定性的全口義齒修復理論提高到定量理論水平,同時也將帶動口腔修復學及相關基礎理論的定量化研究,提高口腔修復醫學的整體水平。這將徹底改變依靠醫生和技師個人經驗的傳統手工制作方式,使全口義齒的設計與制作達到規範化、標準化、自動化、工業化的水平,從而極大地提高其制作效率和質量。

　　本書主要講述機器人技術在口腔修復醫學上的應用,重點介紹CRS機器人全口義齒排牙、微型多指靈巧手排牙和多機器人操作機排牙三大部分内容。在介紹機器人排牙的目的和意義,以及口腔修復學理論的基礎上,重點講述了CRS機器人全口義齒排牙的機構設計、排牙軟件、排牙規劃及控制、系統的實際排牙實驗等。采用多指靈巧手實現人工牙的抓取和排列操作具有挑戰性,也具有非常廣闊的應用前景,本書對微型排牙多指手的結構參數優化設計、抓取規劃、三維運動仿真等方面進行了詳細的介紹。采用多操作機排牙是一個更加新穎的領域,這種方法將解決采用單個機器人排牙所無法解決的排牙過程中的瓶頸問題,具有很重要的研究意義。本書對多操作機排牙方案的確定、排牙機器人的機構設計、參數優化設計、排牙機器人的運動學以及路徑規劃和路徑控制等内容進行了全面闡述。

　　作者自1999年以來,一直從事排牙機器人的研究工作。負責和參與完成了排牙機器人相關的國家863計劃、黑龍江省科技攻關計劃和黑龍江省教育廳等多項課題,目前正在承擔國家自然基金和哈爾濱市留學基金課題的研究工作。先后發表了20余篇有關機器人排牙技術的學術論文。本書的内容是作者和同事們近年來在機器人排牙領域的最新研究成果。

　　本書可供從事口腔修復醫學、機器人技術、生物醫學工程、機械電子工程的醫生、技師、教師、工程師和研究生等專業人士閱讀和參考。

　　本書所介紹的部分內容是與北京大學口腔醫學院合作研究的成果，北京理工大學的研究生宋如杰、李冰和哈爾濱理工大學的研究生于爽、趙燕江、胡騰飛、王海英、黃繼峰等同學參與了課題的研究工作。在本書的出版過程中，還得到了呂培軍教授、董玉紅教授、王勇工程師和哈爾濱理工大學的同事們的大力支持和協助。

　　衷心感謝對本書的出版做出貢獻的同事、朋友和研究生同學們！

　　由于水平有限，疏漏之處在所難免，敬請各位讀者批評指正。

作者

目　　錄

第 1 章 緒 論

1.1 醫用機器人的研究進展

　　機器人技術在傳統的工業制造領域取得成功應用后,目前正向其他領域迅速發展,這些領域包括農業、家庭及社會服務、醫學等。1994 年第一屆國際醫用機器人和計算機輔助外科會議(The First International Symposium on Medical Robotics and Computer Assisted Surgery)在美國賓西法尼亞州的 Pittsburgh 召開[1],1995 年第一屆醫學中的計算機視覺、虛擬現實和機器人學會議(The First International Conference on Computer Vision, Virtual Reality and Robotics in Medicine)在法國的 Nice 召開[2],在最近幾年的 IEEE 機器人與自動化年會上,醫用機器人一直是學者們討論的熱點話題之一[3~6]。國際上,美國、日本、瑞士和法國等都成立了專門機構,對醫用機器人的特殊領域組織攻關,力圖在機器人的醫學應用領域達到和保持領先地位。種種迹象表明,醫用機器人這一機器人應用的嶄新領域正日益受到人們的重視,其對臨床醫學的革命性貢獻和巨大的潛在市場也將驅使更多的商家和組織投入人力和物力對它進行研究。

　　醫用機器人技術之所以引起人們的重視并得到迅速發展,其主要原因在于機器人可以在臨床醫學中實現量化的精確操作。隨着計算機技術的迅速發展,與之相關的計算機視覺、虛擬現實等技術也逐步得到完善。現今在臨床醫學中,科學家正在研究對病人的多維和多模型圖像診斷,利用 CAD 技術分析設計臨床操作過程,以期達到精確操作。在所有的計算機輔助醫療應用中,計算機輔助外科和計算機輔助放射療法占據着重要的位置,而在這些領域中機器人無疑是最好的最終操作者。基于過去幾年的研究,專家們預測,有理由相信機器人的引入將會在未來的十年內爲臨床醫學帶來革命性的變化。

　　醫用機器人的研究目前已經取得了許多成果。在矯形外科方面,美國 Carnegie‐Mellon 大學的機器人研究所與 Shadyside 醫學中心受美國自然科學基金的資助,聯合開展了矯形外科機器人系統的研究[7]。整個系統的研究包括五個方面,分別爲:①解剖學意義上的建模;②基于生物力學的仿真;③實體表面特征數據提取;④手術機器人學;⑤系統人機接口的建立。此系統首選手術的項目是臀部置換。技術人員建立了基于機器人的試驗平臺,以對表面特征提取和具體操作策略進行實驗研究。試驗平臺由一個 5 自由度直接驅動的 SCARA 機器人和 6 自由度力傳感器及氣動切割頭組成,研究的重點在 CT 參考坐標系、表面特征提取設備參考坐標系和機器人參考坐標系之間關系的確定,及如何利用機器人對植入體的外形和定位孔等進行加工。有關專家分析表明,隨着此系統的投入使用,不僅手術費用會大大降低,手術效果也將會得到極大提高。在神經外科方面,瑞士皇家理工學院和 Vaudois 中心醫科大學的有關專家學者,研制開發了一個稱爲 MINERVA 的神經外科機器人系統。在此系統中,機器人是手術的操作者,它經過專門設計并與 CT 設備安裝在一起。由于機器人的高重復精度,在手術操作中,它可以移開操作工具以便 CT 隨時掃描,監控手術過程。CT 成爲機器人的眼睛,而醫生的任務則僅僅在于指出顱內目標等相對簡單的操作。目前此系統的技術難點已經攻破,已有成功手術的實例,相信不久的將來會有成熟的商品推出。國內北京航空航天大學在此領域也開展了一些研究工作,他們研制的 CRAS – BH 系統已成功地施行過手術[8]。

1.2　口腔修復機器人的國內外研究綜述

　　在口腔外科醫學研究中,機器人應用的研究剛剛起步。Duret F. 和 Rekow E.D. 等比較早地將 CAD/CAM 技術引進口腔固定義齒(嵌體、冠、固定橋、種植體)的設計與制作過程中[9, 10]。但是他們的研究只局限于單個牙齒,無法用于口腔活動局部義齒、全口義齒及其他一些類型的義齒的設計與制作,并且沒有涉及機器人的應用問題。日本早稻田大學的 H. Takanobu 等利用人類頭骨模型制作了一個咀嚼機器人機構[11, 12],用以定量和動態地研究人類口腔的咀嚼運動規律,他們還研制了 6 自由度的嘴部開合訓練口腔康復機器人[13],這個研究也不是真正應用機器人。美國 Rutgers 大學的 Burdea G.C. 等提出了一個具有 6 個自由度位置傳感器手臂的輔助機器人系統,該系統采用 X 射綫生成牙齒圖像,從而準確地診斷牙齒腐蝕、活動及骨質脱落情況[14]。奧地利 Vienna 大學的 W. Birkfell-ner 研究了計算機輔助外科的模塊式軟件系統,并在口腔修復義齒種植上進行了應用[15]。美國 Kentucky 大學的 L. Wang 等研制了局部固定義齒種植機器人系統,該機器人系統能够模擬人類的上下顎運動和上下牙咬合過程,從而有效地試驗和評價各種義齒種植的設計和工序是否合理[16]。

我國學者開展了全口義齒排牙的數學化和定量化描述的研究。北京大學口腔醫學院呂培軍等建立了頜弓曲綫和牙弓曲綫的冪函數模型[17],并采用計算機輔助設計的方法開發了排牙軟件,利用計算機圖形功能實現了對全口義齒排牙過程的二維模擬[18]。湖北醫科大學口腔醫學院程祥榮等開發出了一套計算機輔助全口義齒設計系統。經過對無牙頜模型、人工牙及具有正中關系位的上下頜托的三維測量、數據處理與建模等環節後,該系統能夠根據全口義齒人工牙排列的原則和要求進行排牙,并進行三維顯示[19,20]。這些工作爲實現全口義齒的機器人制作提供了醫學上的數學基礎和理論保證。

由衛生部口腔醫學計算機應用工程技術研究中心和北京理工大學機器人研究中心組成的課題組較早地開展了口腔修復醫學中的機器人應用技術研究[21~25]。研究的最終目的是建立固定義齒機器人輔助種植系統和全口義齒機器人制作系統。目前已完成了一項國家自然科學基金項目,獲得了無牙頜弓、牙弓及其相互關系的數學模型。

此外,還有其他單位的一些學者也都開展了相關的研究工作,他們研究的是機器人的重要應用,但還沒有用機器人進行直接操作,也沒有采用機器人直接制作全口義齒[26~37]。

1.3　機器人排牙的目的和意義

人類口腔天然牙齒平均在 65 歲時基本喪失其功能,因而需部分或全部由人工修復體,即全口義齒來代替。據統計,我國有近 1 200 萬老年人有此需要。同時,世界上大多數發達國家已步入老齡社會,勢必會有大量的無牙頜患者需要進行全口義齒修復。此外,在發達國家安裝義齒的費用非常高,而我國雖然費用相對較低,却缺乏專業的、高水平的醫生,不能滿足日益增長的社會需求。

在臨床上,傳統的全口義齒的制作方法基本上是靠手工來完成。只有經驗豐富的牙科專家和心靈手巧的技師的密切合作,才能制作出低返修率、高質量的全口義齒。而現實生活中,這樣的醫生和技師只是鳳毛麟角,這樣的搭配更是少之又少。這種由醫務人員個人素質所帶來的隨機性和局限性極大地妨礙了口腔醫學的發展和醫療質量的普遍提高,并使得口腔修復醫學的現狀和水平與世界科學技術的發展相差甚遠。

在目前的機器人技術和人工智能等理論基礎上,由機器人系統完成全口義齒的排牙和制作是完全可行的。在全口義齒的制作過程中,最關鍵的工序是各個牙齒之間的相對位置和姿態的保證,也就是"排牙"的質量,而機器人在處理任意物體的位置和姿態方面是非常方便的,而且能够保證較高的精度。采用專家系統軟件將牙科專家和牙科技師的豐富經驗和技術集成起來,再由機器人這一高度自動化的設備完成排牙和全口義齒的制作,融合機器人的運動學、動力學及控制等技術和牙托處理等口腔醫學技術,就組成了一套全口義齒的機器人制作系統。

這樣的機器人系統必然會徹底改變目前口腔醫學中全口義齒的制作形式,極大地提高其生產效率及產品的質量,降低其生產成本。所以,全口義齒機器人制作系統的研制具有重要的實際應用價值和廣闊的應用前景。

利用機器人技術和計算機技術來輔助設計、制作全口義齒是一種理論和技術上的創新和突破。本系統的出現不僅使目前定性的全口義齒修復理論部分地過渡到定量理論水平,并將帶動口腔修復學及相關基礎理論的定量化研究,還加速了傳統的口腔修復醫學與現代科技的緊密結合,從而提高口腔修復醫學的整體科學水平,促進學科的發展。

在臨床上,一個優秀的口腔修復醫學專家既需要豐富的醫學基礎知識和臨床經驗,同時也需要靈巧的動手能力。但是,實際上,他們個人之間由于各種原因存在着差異,因而并不是每個醫生都能成爲專家。而應用本系統,則相當于快速培養和造就了一批高級口腔修復醫療專家和技術員。特別是利用機器人來代替手工排牙,不但可以用比高級口腔修復醫療專家和技術員更精確的動作重復操作,同時還能避免專家因疲勞、疾病、情緒、疏忽等原因造成的失誤。這將徹底改變靠醫生個人經驗設計和手工制作全口義齒的落後方式,使全口義齒的設計與制作進入到既能滿足無牙頜患者個體生理功能及美觀要求,又能達到規範化、標準化、自動化、工業化的水平,從而極大地提高其制作效率和質量,是一種革命性的轉變。因而具有極大的現實意義和應用前景。

1.4　機器人排牙的研究基礎和背景

采用機器人進行口腔修復和排牙操作的研究屬于邊緣科學,集全口義齒排牙技術與機器人技術于一體、口腔修復醫學與機械電子科學于一身,符合口腔修復醫學和機器人技術的最新發展趨勢和方向。

本書介紹了國家 863 項目"口腔醫學中的機器人及其應用研究"、國家自然基金項目"多操作機排牙機理及實驗研究"、黑龍江省科技廳攻關計劃項目"采用多操作機的排牙機器人研制"、黑龍江省教育廳科學研究項目"微型排牙多指手及其抓取規劃的研究"等科研項目的最新研究成果,也包括發表的報告、學位論文和學術論文等[38~53]。

本書介紹采用 CRS 機器人構建的全口義齒排牙機器人系統,包括其口腔修復學基礎理論、機器人機構設計、排牙軟件、排牙規劃及控制、系統的實際排牙實驗。采用多指靈巧手實現人工牙的抓取和排列操作具有挑戰性,也具有非常廣闊的潛在的應用前景。本書對微型排牙多指手的結構參數優化設計、抓取規劃、三維運動仿真等方面進行了詳細的介紹。采用多操作機排牙是一個更加新穎的領域,這種方法將解決采用單個機器人排牙所無法解決的排牙過程中的瓶頸問題,具有很重要的研究意義。本書也對采用多操作機排牙的一些最新研究成果和進展進行了介紹。

第 2 章　全口義齒排牙的口腔修復學基礎

口腔醫學是現代醫學中一門新興的科學,是與人們的日常生活息息相關的專業,而口腔修復學是口腔醫學的重要組成部分之一。口腔修復學是研究口腔及頜面部各種畸形的病因、生理、症狀、診斷和預防的一門臨床醫學科學和技術,它是以口腔及頜面部的解剖、生理、病理以及材料學等知識作爲基礎的[54,55]。

口腔修復技術的發展,雖然在我國和世界各地都有着悠久的歷史,但是由於受到科學技術水平的限制,發展速度非常緩慢。近一個世紀以來,醫學、自然科學的迅速發展,促進了這門學科的發展,從而建立了現代的口腔修復學。

全口義齒是由基托和人工牙列構成的,是根據患者的解剖生理特點,采用適當的材料,按照一定的程序和方法制作而成的。基托一般由樹脂等材料制成。這一類材料必須對人體無害并且在加熱、光照或合成時能夠易於成形。人工牙列則由大小和形狀都不相同的標準牙組成。上下基托上都有 14 顆標準牙。每個牙在基托上分布的位置和姿態都不相同。將標準牙以理想的位置和姿態種植在基托上就是排牙。排牙是全口義齒制作過程中的最重要的一步,也是全口義齒機器人制作系統的主要任務。所排出的牙列應能够滿足面容美觀、發音清晰和咀嚼功能良好等要求。

2.1　排牙原則

(1) 在正常情況下,牙列頜平面要大致平分頜間距離(通常把静止狀態下的上下頜牙接觸的瞬間和位置稱爲頜),目的是使牙列頜平面至上下牙槽嵴的距離大致相等。爲了照顧美觀,牙列頜平面前緣位於上唇下緣下約 2 mm 處,且與鼻翼耳屏綫平行,或者稱頜平面與牙槽嵴近於平行,如圖 2.1 所示。

(2) 在可能的情況下,將牙齒排在牙槽嵴頂上。上前牙的位置需要適當地襯托出上唇,保持上唇適宜的豐滿度。這樣排牙與將牙齒排在牙槽嵴頂上有矛盾,需要作一些均衡。后牙是發揮咀嚼功能的主要部分,所以將后牙排在牙槽嵴頂上是必要的。

(3)參照頜弓與上下頜骨的位置關系排牙。所排牙列要與頜弓形一致,牙弓形與頜弓形要協調。

(4)具備平衡頜。所排牙列首先要符合正中頜要求,其次在前伸頜運動中,至少要達到三點接觸的前伸平衡頜的條件。在側方頜運動中,需達到側方平衡頜接觸。

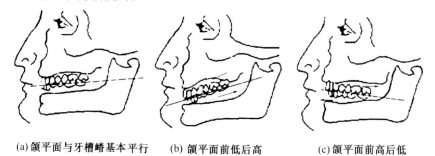

(a)頜平面與牙槽嵴基本平行　　(b)頜平面前低後高　　(c)頜平面前高後低

圖 2.1　頜平面與牙槽嵴的位置關係

2.2　牙齒的常規排列

2.2.1　前牙的常規排列

<u>1|1</u>:其接觸點與頜堤中綫一致,位於中綫兩側,其切緣落在頜平面上并且在牙弓曲綫的弦上。切緣中心位於弦的中點,頸部微向遠中傾斜(10°~15°),如圖 2.2 所示。

<u>2|2</u>:其近中面接觸<u>1|1</u>的遠中面,切緣高於頜平面約 0.5 mm,切緣在頜平面上的投影位於牙弓曲綫的弦上,切緣中心位於弦的中心,頸部微向遠中傾斜(10°~15°)。

<u>3|3</u>:其近中面接觸<u>2|2</u>的遠中面,牙尖頂接觸頜平面,并在牙弓曲綫上,頸部略向遠中傾斜(10°左右)。從遠中面觀,基本與頜平面垂直(長軸在頜平面上的投影與下述弦平行),牙最寬端連綫在頜平面上的投影在牙弓曲綫的弦上。

<u>1|1</u>:其近中面接觸點與頜堤中綫一致,切緣高出頜平面約 1 mm,與<u>1|1</u>建立起正常的超頜關係,切緣在頜平面上的投影在牙弓曲綫的弦上,冠部的近遠中向近於<u>直立</u>,牙與頜平面近於垂直(長軸與上述弦垂直)。

<u>2|2</u>:其近中面與<u>1|1</u>的遠中面接觸,切緣高出頜平面約 1 mm,與<u>21|12</u>建立正常的超頜關係,唇舌向近於直立,頸部微向遠中傾斜(2°~5°)。

$\overline{3|3}$：其近中面接觸$\overline{2|2}$的遠中面，牙尖頂高出頜平面約 1 mm，與$\underline{32|123}$
建立正常的超頜關系，頸部向遠中和唇側傾斜（5°～10°），冠的最高端綫
在頜平面上的投影位于牙弓曲綫的弦上。

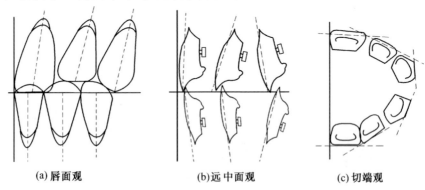

| (a) 唇面观 | (b) 远中面观 | (c) 切端观 |

圖 2.2　前牙的常規排列$\dfrac{123}{123}$排列位置

2.2.2　后牙的常規排列

$\overline{4|4}$：其近中面與$\overline{3|3}$的遠中面接觸，頰尖接觸頜平面且位于牙弓曲綫
弧段中點，舌尖對向下后牙牙槽嵴頂連綫且離開頜平面約 0.5 mm，最寬
綫和長軸在頜平面上的投影分別與上述弧段對應的弦平行和垂直（即頸
部不作任何傾斜）。

$\overline{5|5}$：其近中面接觸$\overline{4|4}$的遠中面，頰、舌兩尖點對向下嵴頂綫且接觸
頜平面。最寬綫和長軸在頜平面上的投影分別與上述弧段對應的弦平行
和垂直（即頸部不作任何傾斜）。

$\overline{6|6}$：其近中面接觸$\overline{5|5}$的遠中面，兩頰尖點在頜平面上的投影在牙弓
曲綫上。最寬綫在頜平面上的投影與上述點投影點的弦平行。近中頰尖
點在牙弓曲綫上，近中舌尖離頜平面 0.5 mm，遠中舌尖離頜平面1 mm。

$\overline{7|7}$：其近中面接觸$\overline{6|6}$的遠中面，近中頰尖離頜平面 0.5 mm，近中舌
尖在頜平面上 1 mm 處，遠中舌尖在頜平面上 1.5 mm 處，最寬綫在頜平
面上的投影與上述點投影點的弦平行。

$\overline{7\sim4|4\sim7}$：與上后牙呈正中頜接觸排列。

2.3　排牙順序

　　排牙順序也可以看做是排牙法則,就是將 28 個牙排成上下牙列,并且上下牙列接觸于正中頜的先后順序法則。一般經常采用的排牙法則有 Gysi 法和 Snow 法,如圖 2.3 所示。

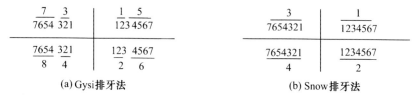

(a) Gysi排牙法　　　　　　　　　　(b) Snow排牙法

圖 2.3　兩種常用排牙法則

2.4　牙的型號選擇

　　選牙是爲無牙患者選擇比較合適的人工牙型號。主要選擇顏色、形狀和大小。常用人工牙的型號爲 24、23、22 型,24 型最小,22 型最大。每型牙色分爲 1~6 號,1 號最白,6 號最黃。

2.4.1　前牙的選擇

　　由于前牙常外露,因此,在顏色、大小和形狀等方面的選擇都比較重要。

　　(1) 牙色　牙色的選擇主要考慮患者的膚色、性別和年齡。

　　(2) 牙齒的大小　以兩口角綫間頜堤唇面的弦長作爲上左牙 3 和上右牙 3 之間的寬度。根據上下唇綫選出上中切牙和下中切牙的長度。具體計算方式爲,微笑時的上唇綫至頜平面的距離爲上中切牙的 2/3 的長度,下唇綫至頜平面的距離爲下中切牙的 1/2 的長度。其余前牙與上下中切牙的型號相同。

　　(3) 牙齒形狀　上中切牙唇面與患者的面形和頜弓形近似。牙齒形狀分爲方圓形、尖圓形和卵圓形。

2.4.2　后牙的選擇

　　后牙主要作用在于完成咀嚼功能。爲此,后牙要選擇牙尖較低,頜面的溝窩較深,頰舌徑較小的,還要重視義齒承托組織的保健。后牙牙色應選擇與前牙牙色相協調的。后牙的近遠中總寬度等于下尖牙的遠中面至磨牙后墊前緣的距離。

第 3 章　排牙算法

3.1　散牙描述

通常每副全口義齒包含 28 顆不同尺寸和形狀的人工標準牙齒,其中上牙和下牙各有 14 顆。爲了實現對每個牙齒的精確定位和操作,以及對其進行三維排牙仿真,首先必須爲其建立參考坐標系,以便進行位置和姿態的定量描述。這裏的難點在于牙齒的形狀極不規則,不能够用簡單的方法直接解决。

我們這裏所采用的方法是:首先爲每個散牙定義一個與其一一對應的長方體,這個長方體將整個牙齒完全包容,并且保證牙齒外表面的一些特徵點位于長方體的邊緣上。散牙的參考坐標系的原點取這個長方體的一個頂點,三個坐標軸取和這個頂點相鄰的三個邊。這樣只要確定了長方體的位置和姿態,牙體的位置和姿態也就確定了。而長方體對機器人的操作和三維排牙仿真的描述來說都很直觀和方便。

下面叙述每個散牙的長方體的建立過程。

由于牙 1 和牙 2 的形狀大致相同,所以用相同的方法對它們進行描述:以牙切緣及其延長綫爲一條邊,將牙唇側面(將其近似看做一個平面)置于過該邊的平面上,以最寬處爲邊長,由此可以確定一個長方體,它與該牙有唯一對應關系。如圖 3.1(a)、(e)、(i)、(m)所示,分別建立上左、上右、下左、下右牙 1 和 2 的坐標系。

牙 3 長方體如此確定:牙的兩拐點連綫與牙尖所在的邊平行,而且這兩個拐點分別在與上述邊同面的兩邊上。如圖 3.1(b)、(f)、(j)、(n)所示,建立牙 3 的坐標系。

牙 4 和牙 5 有相似的形狀,用同樣的方法建立長方體:牙的兩尖點分別位于同面平行的兩條邊上。尖點連綫平行于另外兩條邊,頂端與頰尖點連綫在該面上的投影與后兩條邊平行,或者説與前兩條邊垂直。如圖 3.1(c)、(g)、(k)、(o)所示,建立牙 4 和牙 5 的坐標系。

牙 6 和牙 7 也可以用同樣的方法來建立它們的長方體:使近中頰尖、近中舌尖和遠中頰尖位于底面,兩頰尖在同一條邊上。近中舌尖在與上述邊平行的另一條邊上。如圖 3.1(d)、(h)、(l)、(p)所示,建立牙 6 和牙 7 的坐標系。

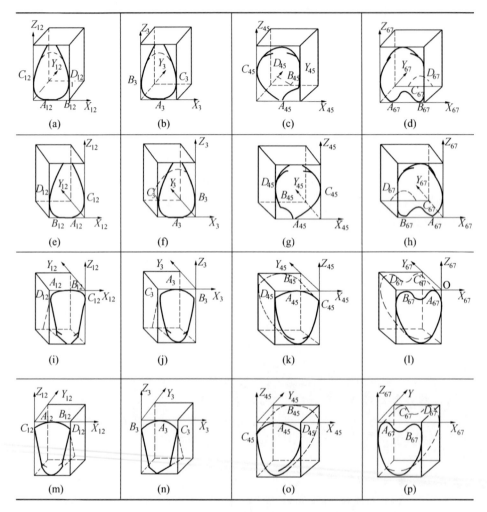

圖 3.1　散牙長方體及其參考坐標系的定義

3.2　無牙頜弓及牙弓的數學模型

長期以來,口腔修復學作爲一種定性科學,它是以視覺效果評價和手工操作作爲基礎的形象科學。它的發展主要是靠經驗積累和歸納總結。貫穿于學科中的思維方式和描述方式以形象思維和形象邏輯爲主,這使得它在臨床醫療過程中不够嚴格和準確。另外,計算機科學和其他學科最近已經獲得了的巨大的成果,這些成果必然會應用到口腔修復學中來,這也爲口腔修復學提出了非常迫切的要求:將經驗、理論和描述等定量化。現代口腔修復學家們則越來越重視運用數學這一重要的工具和手段來研究、分析、描述有關的口腔修復理論和臨床醫療問題。口腔修復醫學理論的數學化,是口腔修復學成熟的標志。

北京大學口腔醫學院呂培軍博士等較早地開展了全口義齒的數學描述及 CAD/CAM 問題的研究[23,24],得到了一個比較合理的弓形數學模型,包括可以對頜弓和牙弓平面形態進行近似描述的冪函數方程、無牙頜弓和人工牙列的形態適配方程、上下牙弓咬合匹配方程等定量描述關系式。

實際的頜弓和牙弓的幾何形態很不規則,難以用數學表達式準確地描述。爲了簡化對頜弓和牙弓的描述,同時考慮到頜弓和牙弓在垂直方向上的彎曲變化比較小,故可以先用頜弓和牙弓在頜平面上的投影,即頜弓和牙弓的平面形態來近似地表示頜弓和牙弓,如圖 3.2 所示,然后在排牙時對其在垂直方向的變化給予補償即可。平面形態的頜弓和牙弓稱爲頜弓曲綫和牙弓曲綫。無牙頜弓和人工牙列(牙弓)具有相似的數學描述特性,都可以用數學模型表達出來[24],即

$$y = \alpha x^{\beta}, \quad x \geqslant 0 \tag{3.1}$$

式中　α、β——弓形特征參數,其擬合公式爲

$$\begin{cases} \beta = \sigma(S/W - \mu L/W)^{\tau} \\ \alpha = L/W^{\beta} \end{cases} \tag{3.2}$$

式中　S、W、L——分別表示半側頜弓及半側牙弓的弧長、弓寬和弓長;

　　　σ、μ、τ——擬合常數,$\sigma = 10.889, \mu = 0.88, \tau = 3$。

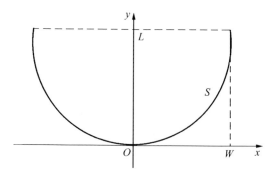

圖 3.2　頜弓及牙弓曲綫

由式(3.2)可以看出弓形特征參數與患者的頜弓參數 S、W、L 是密切相關的。實際上,患者的上下頜弓形狀是不同的,并且左右兩側的頜弓

形狀一般是非對稱的,相應的牙弓也是如此。因此,上下頜弓曲綫和上下牙弓曲綫要使用各自的描述表達式,而且分爲左右兩側描述,也就是說每條曲綫左右兩側的弓形特征參數是不相同的。

3.3 人工牙列和無牙頜弓的曲綫形狀適配方程

對于頜弓曲綫而言,由口腔修復醫生測出患者無牙頜弓的參數 S、W、L 之後就可以計算出 β 值,進而得出描述頜弓曲綫的所有參數。而實際上,我們更關心牙弓曲綫,因爲實際排牙是以牙弓曲綫爲依據的。這就提出了如何由頜弓參數推算牙弓參數的問題,也就是人工牙列和無牙頜弓的形態適配問題。根據文獻[24],下牙弓參數和上下頜弓參數之間的匹配關系爲

$$\begin{cases} S_{下牙} = b_{01} + b_{11}S_{下頜} + b_{21}S_{上頜} \\ W_{下牙} = b_{02} + b_{12}W_{下頜} + b_{22}W_{上頜} \\ L_{下牙} = b_{03} + b_{13}L_{下頜} + b_{23}L_{上頜} \end{cases} \tag{3.3}$$

式中 $b_{ij}(i = 0, 1, 2; j = 1, 2, 3)$ —— 統計回歸系數,其取值如表 3.1 所示。

表 3.1 統計回歸系數的取值

系數	b_{01}	b_{02}	b_{03}	b_{11}	b_{12}	b_{13}	b_{21}	b_{22}	b_{23}
取值	28.3	15.2	16.4	0.33	0.39	0.42	0.16	0.06	0.22
單位	毫米(mm)			無					

上下人工牙列(上下牙弓曲綫)的咬合匹配方程爲

$$\begin{cases} S_{上牙} = S_{下牙} + d_1 \\ W_{上牙} = W_{下牙} + d_2 \\ L_{上牙} = L_{下牙} + d_3 \end{cases} \tag{3.4}$$

式中 d_1、d_2、d_3 —— 附加參數,其單位爲毫米(mm),取值爲 $d_1 = 3$,$d_2 = 2, d_3 = 2$。

由式(3.3)和式(3.4)可計算出牙弓的弧長、弓寬和弓長,再由式(3.2)計算出相應的弓形參數,就可得到對應頜弓的牙弓曲綫方程。這樣,就得到了定量排牙所需的弓形控制方程,將原來定性處理的牙弓與頜弓的匹配關系用數學語言描述出來。

根據這些嚴謹的數學模型以及患者的上下無牙頜弓的形狀、大小和正中頜關系的平面投影,就可以為患者匹配出一付合適的人工牙列二維形狀曲綫,再結合已成熟的排牙方案,可以最終確定出各個散牙在全口義齒中的位姿。

3.4　牙在牙弓曲綫上的位置計算

前面對牙弓曲綫進行了描述,接下來要處理的是確定散牙長方體在牙弓曲綫上的位置和姿態。為此,需要先確定一個排牙參考坐標系 $O_0x_0y_0z_0$,如圖 3.3 所示。根據人類口腔的生理形態特征,按如下步驟確定該坐標系:z_0 軸與牙弓中綫(參照上唇系帶、人中、鼻尖及眉間點等劃出的與頜平面垂直的直綫)重合且指向上頜,坐標原點 O_0 為 z_0 軸與頜平面的交點,x_0 軸與牙弓曲綫在 O_0 點的切綫重合且指向觀察者的右側,y_0 軸與 x_0、z_0 軸符合右手定則。這樣便建立了一個相對直觀的排牙坐標系,同時牙弓曲綫位於 $x_0O_0y_0$ 平面上,牙弓曲綫描述坐標系和 $x_0O_0y_0$ 平面坐標系重合,便於分析和描述。這裏要說明的是計算中使用統一的度量單位,長度單位為毫米(mm),角度單位為度(°)。

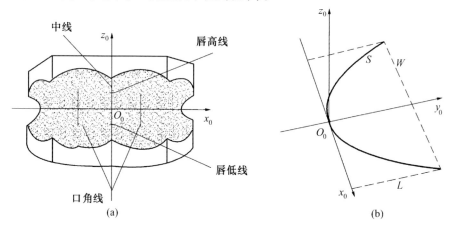

中线　唇高线　唇低线　口角线

(a)　(b)

圖 3.3　排牙參考坐標系 $O_0x_0y_0z_0$ 的確定

全口義齒中各散牙是緊密相鄰排列的,牙與牙之間緊密接觸但互相不干涉。可以先根據牙寬迭代計算出各散牙長方體在牙弓曲綫上對應弦的位置,然后根據排牙要求和專家排牙經驗,對該位置進行調整。

如圖 3.4 所示,(x_i, y_i)($i = 0, 1, \cdots, 7$)編號從中間開始,半側牙列共

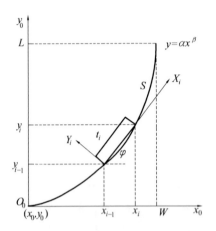

圖 3.4 散牙長方體在牙弓曲綫上的位置

有 7 顆牙,7 條對應的弦,8 個端點爲散牙長方體(散牙描述坐標系原點)在牙弓曲綫上的位置坐標,S 爲半側牙弓弧長,W 和 L 分別爲半側牙弓的寬度和長度。這樣,由圖示數學關系可知,從牙弓曲綫描述坐標系原點 (x_0, y_0) 開始,可以按散牙牙寬迭代計算牙弓曲綫上相應弦的位置,即

$$\begin{cases} x_0 = 0, y_0 = 0 \\ (y_i - y_{i-1})^2 + (x_i - x_{i-1})^2 - t_i^2 = 0 \qquad (i = 1, \cdots, 7) \\ y_i = \alpha x_i^\beta, y_{i-1} = \alpha x_{i-1}^\beta \end{cases} \quad (3.5)$$

式中　t_i——各散牙的寬度。

　　令

$$F(x_i) = (\alpha x_i^\beta - \alpha x_{i-1}^\beta)^2 + (x_i - x_{i-1})^2 - t_i^2 \qquad (3.6)$$

于是,求取散牙長方體在牙弓曲綫上的位置坐標轉換爲求取方程 $F(x_i) = 0(i = 0,1,\cdots,7)$ 的解 $x_i(i = 0,1,\cdots,7)$。

　　用牛頓迭代法求解,有

$$\begin{cases} x_{i,n+1} = x_{i,n} - \dfrac{F(x_{i,n})}{\dot{F}(x_{i,n})} \\ \dot{F}(x_i) = 2\alpha^2\beta(x_i^{2\beta-1} - x_{i-1}^\beta x_i^{\beta-1}) + 2x_i \end{cases} \quad (i = 0,1,\cdots,7) \quad (3.7)$$

式中　n——迭代次數;α 和 β 則由擬合公式計算,即

$$\begin{cases} \beta = 10.889(\dfrac{S}{W} - 0.88\dfrac{L}{W})^3 \\ \alpha = \dfrac{L}{W^\beta} \end{cases} \qquad (3.8)$$

式(3.8)中 S、L 和 W 爲由患者無牙頜弓參數,按匹配關系式(3.3)、式(3.4)求出來的牙弓參數。求出 x_i 后,再由式(3.5)就可計算出 y_i,從而得到散牙長方體在牙弓曲綫上的位置坐標$(x_i, y_i)(i = 0, 1, \cdots, 7)$。

3.5　散牙長方體在牙弓曲綫上位置的調整

考慮到排牙原則要求牙上某些控制點(如上牙 1 的切緣近中尖點和切緣遠中尖點,上牙 3 的頰側尖點等)落在牙弓曲綫上,而現在這些點只放到了弦上。所以,必須對相應的散牙長方體在其描述坐標系的負軸上進行一次補償平移,這樣才能達到設計要求。

不同形狀的散牙可分兩種情況來考慮。對于牙 3、4、5 來說,要求頰側尖點放在牙弓曲綫上或該點在頜平面上的投影落在牙弓曲綫上,如圖 3.5(a) 所示;對于牙 1、2 和 6、7 來說,要求頰側近中尖點和頰側遠中尖點這兩個點都放在牙弓曲綫上或它們在頜平面上的投影落在牙弓曲綫上,如圖 3.5(b) 所示。計算中涉及的積分問題可通過 Romberg[56] 數值積分公式求解。

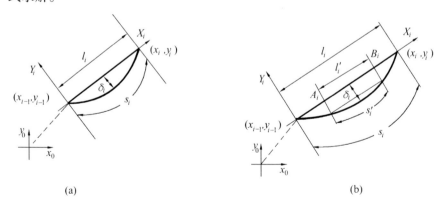

(a)　　　　　　　　　　　　　　　(b)

圖 3.5　散牙長方體的位置補償平移

1. 對牙 3、4、5 的補償平移

由圖 3.5(a) 可知,補償平移距離 δ_i 的計算公式爲

$$\begin{cases} \delta_i \approx \dfrac{1}{2}\sqrt{s_i^2 - l_i^2} \\ l_i = t_i \\ s_i = \displaystyle\int_{x_{i-1}}^{x_i}\sqrt{1 + (y'(x))^2}\,\mathrm{d}x = \int_{x_{i-1}}^{x_i}\sqrt{1 + (\alpha\beta x^{\beta-1})^2}\,\mathrm{d}x \end{cases} \tag{3.9}$$

式中　　l_i——弦長;

　　　　t_i——散牙牙寬;

　　　　s_i——弧長。

2. 對牙 1、2 和 6、7 的補償平移

根據圖 3.5(b),可以將式(3.9)改變爲

$$\begin{cases} \delta_i = \sqrt{(s_i/2)^2 - (l_i/2)^2} - \sqrt{(s'_i/2)^2 - (l'_i/2)^2} = \\ \qquad \dfrac{1}{2}\left(\sqrt{s_i^2 - l_i^2} - \sqrt{s_i'^2 - l_i'^2}\right) \\ l'_i = |A_i B_i| \\ s'_i \approx (l'_i/l_i)s_i \end{cases} \tag{3.10}$$

式中　　$A_i B_i$——牙切緣寬度(對于牙 1、2 而言)或兩頰側尖點間的距離
　　　　　　(對于牙 6、7 而言)。

3.6　排牙規則的實現

　　前面討論的是每個散牙在牙弓曲綫上的位置的計算問題,而排牙規則解決的則是姿態問題。排牙規則給出了每個散牙在牙弓曲綫上的姿態的專家經驗值,牙列的預排即按這些值來進行。

　　下面根據排牙原則和牙齒的常規排列規則,結合散牙長方體的定義,用數學語言來描述排牙規則的具體實現,最后得出各散牙長方體在排牙坐標系中的專家預排位姿。

　　設散牙長方體的初始位姿爲散牙描述坐標系和排牙坐標系重合時的位姿(圖 3.6(a)),平移到前面計算出的位置(x_i, y_i)(圖 3.6(b))的齊次變換矩陣爲 T_{i1},垂直方向對牙弓曲綫補償平移 z_i(圖 3.6(c))的變換矩陣爲 T_{i2},繞 z_i 軸旋轉到 x_i 軸與對應弦重合(圖 3.6(d),偏轉 φ_i 角)的變換矩陣爲 T_{i3},根據排牙規則繞軸 x_i 和 y_i 軸的姿態調整的偏轉角度分別爲 ψ_i、θ_i(圖 3.6(e) 和(f)),變換矩陣分別爲 T_{i4} 和 T_{i5},這樣散牙長方體在排牙

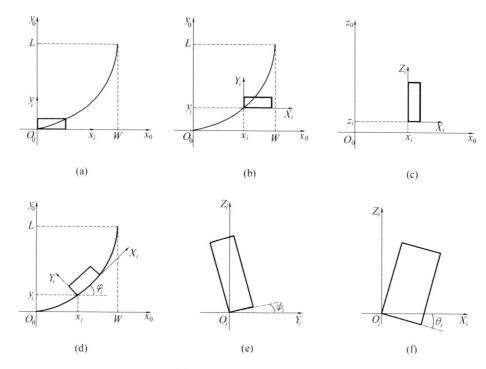

(a)　　　　　　　　(b)　　　　　　　　(c)

(d)　　　　　　　　(e)　　　　　　　　(f)

圖 3.6　散牙的位姿變換過程

坐標系中的預排位姿爲

$$T_i = T_{i1}T_{i2}T_{i3}T_{i4}T_{i5} \tag{3.11}$$

由剛體的位姿變換計算關系可知，式(3.11) 中的各個變換矩陣的計算式爲

$$T_{i1} = \begin{bmatrix} 1 & 0 & 0 & x_i \\ 0 & 1 & 0 & y_i \\ 0 & 0 & 1 & 0 \\ 0 & 0 & 0 & 1 \end{bmatrix} \tag{3.12}$$

$$T_{i2} = \begin{bmatrix} 1 & 0 & 0 & 0 \\ 0 & 1 & 0 & 0 \\ 0 & 0 & 1 & z_i \\ 0 & 0 & 0 & 1 \end{bmatrix} \tag{3.13}$$

$$T_{i3} = \begin{bmatrix} \cos \varphi_i & -\sin \varphi_i & 0 & 0 \\ \sin \varphi_i & \cos \varphi_i & 0 & 0 \\ 0 & 0 & 1 & 0 \\ 0 & 0 & 0 & 1 \end{bmatrix} \tag{3.14}$$

$$T_{i4} = \begin{bmatrix} 1 & 0 & 0 & 0 \\ 0 & \cos \psi_i & -\sin \psi_i & 0 \\ 0 & \sin \psi_i & \cos \psi_i & 0 \\ 0 & 0 & 0 & 1 \end{bmatrix} \tag{3.15}$$

$$T_{i5} = \begin{bmatrix} \cos \theta_i & 0 & \sin \theta_i & 0 \\ 0 & 1 & 0 & 0 \\ -\sin \theta_i & 0 & \cos \theta_i & 0 \\ 0 & 0 & 0 & 1 \end{bmatrix} \tag{3.16}$$

式(3.12) 中的 x_i 和 y_i 就是前面計算出來的散牙長方體在牙弓曲綫上的位置坐標。式(3.14) 中的 φ_i 角是散牙長方體在牙弓曲綫上對應弦與 x_0 軸的夾角,也是散牙長方體繞 z_i 軸的姿態偏轉角。由于經過前邊的平移變換后,z_i 軸與 z_0 軸仍平行且方向相同,故可采用如下計算式

$$\varphi_i = \arctan\left(\frac{y_{i+1} - y_i}{x_{i+1} - x_i}\right), \quad (i = 0, 1, \cdots, 6) \tag{3.17}$$

式(3.13) 中的 z_i 是對牙弓曲綫在垂直方向上的補償平移值;式(3.15) 中的 ψ_i 角是散牙長方體相對于自身坐標系中的 x_i 軸的姿態偏轉角;式(3.16) 中的 θ_i 角是散牙長方體相對于自身坐標系中的 y_i 軸的姿態偏轉角。這三個參數的取值要根據專家排牙經驗和散牙長方體的定義情況來確定。

現在,決定各義齒在排牙坐標系中位置和姿態的六個參數中,已經計算出了 x_i、y_i 和 φ_i 三個。表3.2是根據專家排牙經驗和散牙長方體的定義情況給出另外三個參數 z_i、ψ_i 和 θ_i 的取值。

這樣就得到了各義齒在排牙坐標系中的預排位姿。它可以用六個獨立位姿參數來表示,也可以用齊次變換矩陣來表示。雖然在排牙計算中,使用的是齊次變換矩陣,但在交互調整各顆散牙的位姿時,爲了直觀,調整的應該是這六個位姿參數。后面叙述的義齒位姿的調整就是按照這種直觀的調整方法設計的。

表 3.2   牙的姿态角 z_i、ψ_i 和 θ_i 的取值

上右牙	1	2	3	4	5	6	7
z	0	0.3	0.1	0	0.3	0.7	1.2
ψ	− 3	− 3	3	1	1	− 1	− 1
θ	0	− 0.5	− 0.5	− 0.8	− 1	− 1.4	− 2
上左牙	1	2	3	4	5	6	7
z	0	0.3	0.1	0	0.3	0.7	1.2
ψ	− 3	− 3	3	1	1	− 1	− 1
θ	0	0.5	0.5	0.8	1	1.4	2
下左牙	1	2	3	4	5	6	7
z	0.8	0.4	0.2	0	0.3	0.7	1.2
ψ	3	3	− 3	− 1	− 1	1	1
θ	0	0.5	0.5	0.8	1	1.4	2
下右牙	1	2	3	4	5	6	7
z	0.8	0.4	0.2	0	0.3	0.7	1.2
ψ	3	3	− 3	− 1	− 1	1	1
θ	0	− 0.5	− 0.5	− 0.8	− 1	− 1.4	− 2

第4章　三維交互式排牙及其軟件開發

　　三維交互式排牙軟件的開發屬于全口義齒機器人制作系統的 CAD 部分,是整個系統實現的關鍵。其主要工作是:

　　(1) 以口腔修復專家建立的弓形模型和人工散牙的數學描述模型爲基礎,按照口腔修復學的排牙要求,爲患者設計全口義齒。

　　(2) 將設計出的全口義齒的上下牙列在計算機屏幕上仿真顯示出來,給牙醫一個三維觀察環境,以判斷所排牙列的合理性,并允許牙醫可以根據自己的排牙經驗調整認爲排列不當的義齒的位姿,從而將專家排牙和個別醫生的處理傾向結合起來。

　　(3) 把目標牙列中各義齒的位姿換算爲對應定位塊在機器人機座坐標系的位姿,編程控制機器人執行排列定位塊的操作。

　　三維交互式專家系統排牙軟件的組成包括三個比較大的模塊:專家預排模塊、模擬顯示模塊、機器人軌迹規劃和通信模塊三部分。專家預排模塊負責提取或創建患者的病歷檔案,根據患者頜弓參數,用專家經驗匹配出適合患者的牙列。模擬顯示模塊則利用計算機三維圖形技術,顯示出三維的牙列,爲口腔修復醫生提供逼真的觀察場景。機器人軌迹規劃和通信模塊根據實際操作的要求規劃出機器人操作工具的運動軌迹,實現計算機與機器人之間的通信聯系,將軌迹數據發送給機器人控制櫃。這里主要介紹前兩個模塊,第三個模塊將在下一章中介紹。

4.1 軟件的總體介紹

4.1.1　開發環境和開發工具

　　排牙軟件的開發和測試環境如下:

　　軟件平臺——Windows 98 簡體中文版。

　　硬件環境——Pentium Ⅲ計算機(CPU 主頻 550MHz, 128M 內存, TNT2 圖形加速卡, 32M 顯存)。

　　軟件采用 Visual C＋＋6.0 集成開發工具,結合 OpenGL 圖形函數庫,構成一個功能强大的三維圖形仿真軟件開發環境。

　　Visual C＋＋是 Windows 平臺下最常用的開發工具之一,它是一個

C/C＋＋語言的集成開發環境,而且與 Win32 緊密相連,可以開發出各種各樣的 Windows 應用程序;它的强大的調試功能也爲大型復雜軟件的開發提供了有效的糾錯手段[57～63]。排牙軟件采用了 Visual C＋＋的動態鏈接方式,運行時會調用 Visual C＋＋的動態連接庫文件。在 Windows 98 下需要擴充相應動態連接庫文件才可運行。

OpenGL 是一個優秀的三維圖形接口,是利用計算機生成三維真實感圖形的主要工具之一,包含有幾百條不同的繪圖命令,利用這些命令能够開發出高性能、交互式的三維圖形應用軟件。OpenGL 是一個跨平臺的圖形函數庫,幾乎所有的操作系統都支持 OpenGL 的圖形顯示。同時,大多數圖形加速卡也都支持 OpenGL,可以獲得很好的圖形顯示速度和顯示質量[64,65]。排牙軟件開發中需要用到 OpenGL 的 gl.h、glu.h 和 glaux.h 三個頭文件,同時需要静態連接 opengl32.lib、glu32.lib 和 glaux.lib 三個庫文件,以提供繪圖函數和繪圖命令。

4.1.2　界面設計

排牙軟件采用 MFC 多文檔應用程序結構,中文 Windows 圖形用户界面(GUI),交互式工作方式。爲了簡化用户的操作,軟件采用現在通用的 Windows 應用軟件操作方式。在缺省狀態下,主窗口的最上側爲標題欄、菜單和工具條,最下側爲狀態條;左邊部分爲控制窗口,包括病歷、牙弓和牙列三張控制卡,用于數據輸入和程序控制,可以移動位置或隱藏;右邊部分爲圖形顯示窗口,包括計算曲綫、調整曲綫、預排牙列和牙位調整四個視圖,用于顯示弓形曲綫和三維義齒牙列。

程序啓動后,主窗口自動最大化。主窗口只有最大化和最小化兩種狀態,不同于一般 Windows 應用可以顯示任意大小的主窗口,目的是避免出現不完整的顯示窗口。主窗口標題欄中顯示了應用程序的名稱和當前用户的姓名。菜單用于執行系統命令,工具條用于執行部分系統命令和三維牙列的顯示控制。

左側控制卡是按操作順序動態生成的。病歷控制卡用于顯示病歷信息和輸入患者無牙頜弓參數,并可選定人工牙型號;牙弓控制卡用于交互調整牙弓參數和控制顯示弓形曲綫;牙列控制卡用于交互調整義齒牙列中散牙的位姿和導出排牙位姿參數文件。

右側圖形顯示窗口中計算曲綫視圖用于顯示按專家數學模型計算出來的頜弓曲綫和牙弓曲綫;調整曲綫視圖用于比較顯示頜弓曲綫、計算牙弓曲綫和調整后的牙弓曲綫;預排牙列視圖用于仿真顯示專家預排模塊排列出的義齒牙列;牙位調整視圖用于仿真顯示調整后的義齒牙列,其中當前調整的散牙用"金黃色"作調整標記。對于弓形曲綫視圖,不同的曲綫以不同的顏色來區分。對于三維仿真牙列視圖,可以通過菜單選擇顯示上牙牙列、下牙牙列、上下咬合牙列和上下分離牙列,顯示或消隱排牙牙弓坐標系和三維牙弓曲綫。爲了便于理解、分析和比較排牙原理和排牙效果,程序中保留了排列散牙描述長方體得到的長方體列的顯示。

4.1.3　流程控制

　　排牙軟件采用面向對象的編程方法,模塊化設計。整個軟件系統的運行流程如圖 4.1 所示。

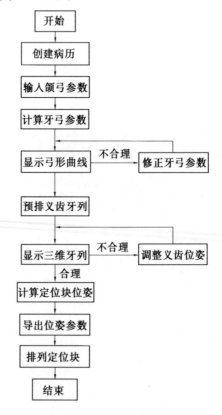

圖 4.1　軟件系統運行流程圖

　　應用程序啓動后,先要爲患者創建病歷,然后輸入患者頜弓參數。接下來,系統根據專家排牙的數學模型計算牙弓參數并顯示頜弓曲綫和牙弓曲綫。醫生如果覺得專家模型匹配出來的牙弓不太合理,可以調整牙弓參數,直到認爲牙弓合理后,提交牙弓數據。然后,系統按排牙規則排列牙齒,并仿真顯示三維義齒牙列。醫生可以拖動、旋轉和縮放查看義齒牙列,全方位觀察整個牙列的形態、相鄰義齒之間的鄰接關系和上下牙列的咬合關系。對于牙列中排列得不太合理的義齒,可以通過直接輸入位姿參數來調整它在牙列中的位姿。這種調整是交互式的,醫生可以多次調整某一義齒,直到滿足要求。同時系統保留着預排牙列的位姿參數,醫生在調整之后可以放弃他所作的調整而恢復預排牙列的位姿。當醫生認爲屏幕上顯示的調整牙列符合全口義齒的要求時,就可以讓應用程序計算排牙位姿參數了。這里的排牙位姿參數實際上是機器人排列的定位塊的位姿,是根據標定的機器人排牙位置計算出來的各定位塊在機器人機座坐標系中的位姿坐標值。排牙位姿參數分上下牙列保存在兩個文件中,機器人排牙程序要按照這兩個文件中的位姿坐標值排列定位塊。

4.1.4　主要數據結構

　　數據結構設計是軟件設計的一項重要内容。排牙軟件的主要數據結構包括如下幾個結構體。

1. 病歷記録結構體 MEDICALRECORD

```
typedef struct _ MEDICALRECORD{
        CString num;            //病歷編號
        CString name;           //患者姓名
        CString sex;            //患者性別
        int age;                //患者年齡
        CString date;           //病歷創建日期
}MEDICALRECORD;
```

2. 弓形參數結構體 HALFARCH

```
typedef struct _ HALFARCH{
        float s;                //半側牙弓弧長(mm)
        float w;                //半側牙弓寬度(mm)
        float h;                //半側牙弓前后長度(mm)
        float alpha;            //弓形特征系數 α
```

```
        float belta;            //弓形特征系數 β
    }HALFARCH;
```

3.定位塊位姿參數結構體 LOCATION

```
typedef struct _ LOCATION{
        floatx;                 //X 坐標(英寸 inch)
        floaty;                 //Y 坐標(英寸 inch)
        floatz;                 //Z 坐標(英寸 inch)
        float rx;               //繞 X 軸轉角(弧度 rad)
        float ry;               //繞 Y 軸轉角(弧度 rad)
        float rz;               //繞 Z 軸轉角(弧度 rad)
    }LOCATION;
```

4.義齒屬性結構體 TOOTHSTRUCT

```
typedef struct _ TOOTHSTRUCT{
        float tw;               //義齒寬度
    float rx,ry,rz;            //義齒相對于自身坐標系的轉角(degree)
    float tx,ty,tz;            //義齒在排牙坐標系中平移的距離(mm)
    float delta;               //Y 軸方向的補償平移(mm)
    MATRIX4 T;                 //義齒在排牙坐標系中的位姿矩陣
    float A[4],B[4],C[4],D[4];//義齒上關鍵點的坐標(mm)
    float d _ AB,d _ AC,d _ CD;//關鍵點之間的距離
    }TOOTHSTRUCT;
```

程序中還使用了其他一些用于界面管理和單個牙齒的三維圖形重構的結構體,此處從略。

4.1.5　文件管理

排牙軟件開發中要處理兩類文件:原始數據文件和系統生成的文件。原始數據文件用于存放義齒的幾何屬性參數以及定位塊和相應義齒的位姿關系數據等內容,系統生成文件用于保存病歷參數、頜弓牙弓參數以及義齒位姿參數和定位塊的位姿參數等內容。對于這兩類文件的管理是不同的。

1.原始數據文件

軟件系統運行時需要讀入義齒寬度文件、義齒關鍵點坐標文件、牙塊相對位置關系文件、散牙實體數據文件和機器人排牙位置標定文件等原

始數據文件。這些文件應該和系統應用程序可執行文件 RATS.exe 放在同一目錄下。其中,義齒寬度文件和義齒關鍵點坐標文件的命名方法和存儲格式請參見前述的散牙描述中的"散牙參數的測量"。牙塊相對位置關系文件的文件名爲 BlockInTooth.txt,存放着定位塊在相應散牙描述坐標系中的位姿矩陣。散牙實體數據文件存放着重構單個義齒三維圖形的實體數據,對應 28 個義齒共有 28 個文件,其命名方法是按上(U)、下(D)、左(L)、右(R)組合分爲四組,每組 7 個,從近中向遠中編號爲 1 到 7,都是文本文件。機器人排牙位置標定文件的文件名爲 StandardBlock.loc,其中存放着機器人排牙的標準定位塊的位姿參數。

2.系統生成文件

系統運行時會在用戶指定的目錄下生成病歷文件 *.mrd、牙弓參數文件 * arch.par、預排牙列文件 * pre.dnt、調整牙列文件 * adj.dnt、上牙列機器人控制參數文件 * up.loc 和下牙列機器人控制參數文件 * dn.loc。這里的"*"字符代表患者的病歷編號,即實際上系統會自動用患者病歷編號取代"*"字符,生成相應的文件。其中的".loc"文件是整個系統的目標文件。

4.2　專家預排模塊

專家預排模塊完成的功能,是根據醫生的指示,生成患者的無牙頜弓曲綫和各散牙在牙弓曲綫上排列的位姿數據,并將這些數據存入數據文件以供其他功能模塊使用。專家預排模塊是整個軟件系統中最重要的環節,后續各部分都是以這個環節爲基礎的,都會用到這個環節生成的數據。因此,這個環節設計的好壞會直接影響整個系統的實現效果。

這一節將根據前述的弓形數學模型和散牙描述模型,結合口腔修復學中全口義齒的排牙要求,設計出專家預排模塊。該模塊根據患者無牙頜弓形狀參數,用專家經驗匹配出適合患者的牙弓曲綫,并可對匹配出的牙弓曲綫進行合理性補充調整;然后根據排牙規則,計算出各義齒在排牙坐標系中的位姿,得到義齒牙列形態描述參數。在程序中,該模塊主要是由 ArrangeTeeth 和 BaseCalculate 等類來實現的,其參數輸入過程如下。

1.患者病歷參數的輸入

系統啓動后先要讀取病歷信息。對于已有病歷,打開病歷文件(.mrd)即可。對于新建病歷需要用戶輸入病歷信息,輸入對話框如圖4.2所示。

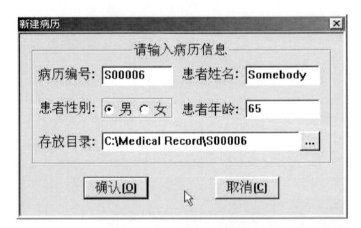

圖 4.2　病歷信息輸入對話框

　　病歷信息包括病歷編號、患者姓名、患者性別、患者年齡、創建時間和病歷文件存放目錄等項目。其中,病歷編號是區別不同患者的關鍵量,不能重復。爲某個患者創建的各個排牙參數文件都是以其病歷編號爲前綴的,這種方案也便于將來系統擴充時使用數據庫系統管理病歷。病歷的創建時間是由系統自動獲取的,不必輸入。默認狀態下,病歷存放目錄爲 C:\ MedicalRecord 目錄下的以病歷編號命名的子目錄,用戶也可以修改該目錄的名稱,或者用文本框右側的 ⬜ 按鈕來瀏覽系統目錄并指定存放目錄。

2.患者無牙頜弓參數的輸入

　　患者的無牙頜弓參數保存在病歷文件(.mrd)中,新建病歷需要由醫生輸入。頜弓參數是在病歷控制卡上輸入的,如圖 4.3 所示。這些參數是口腔修復醫生事先測量出來的,包括上下頜弓的左右兩側弧長 S、弓寬 W 和弓長 L,共 10 個參數,單位爲毫米(mm)。注意,這里的左右是指患者本人的左右,和程序中使用的左右正好相反,這是爲牙科醫生使用方便而做的調換。頜弓參數輸入后,用病歷控制卡下側的"提交參數并畫計算曲綫"按鈕向系統提交數據。另外,病歷控制卡的上側還顯示出了當前的病歷信息,下側選項框中爲醫生提供了選擇義齒型號的接口。

3.散牙參數的讀入

　　專家預排模塊的計算中會用到散牙牙寬數據和牙上關鍵點的坐標值。這些數據存放在相應的文件中,按指定的格式直接讀取即可。不同的牙型號對應不同的文件。在醫生未指定牙型號的情況下,系統會按如

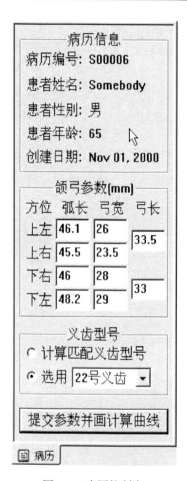

圖 4.3　病歷控制卡

下方法選取牙型號,并讀取相應型號的散牙參數文件:通過對上下左右半側牙弓中最大弧長的判斷來確定牙型號。如果最大弧長小于 47.4 mm,則選用 25 號牙;如果它在 47.4 ~ 50.0 mm(包括 47.4 mm)之間,則選用 24 號牙;如果它在 50.0 ~ 51.6 mm(包括 50.0 mm)之間,則選用 23 號牙;如果它在 51.6 ~ 53.2 mm(包括 51.6 mm)之間,則選用 22 號牙;如果它大于或等于 53.2 mm,則選用 21 號牙。

4.3　模擬顯示和交互調整模塊

　　模擬顯示也是排牙軟件設計中的一個重點和難點,特別是不規則形狀的義齒牙列的三維仿真,需要將測量和計算出來的大量數據轉換爲直觀的圖像,并且要涉及大量的圖形變換算法。OpenGL 圖形函數庫將常用的圖形處理操作放在特定的函數中,用戶只要按規則調用相應的函數,再加上自己的一些特殊的變換處理就可以開發出功能强大的圖形應用程序。

　　交互調整是以模擬顯示爲基礎的,它在牙科醫生直觀觀察計算結果之后,可以按自己的排牙經驗來調整決定義齒牙列實際形態的參數,讓計算機設計出來的義齒牙列更符合全口義齒的口腔修復要求。

4.3.1　計算機的圖形顯示

　　圖形顯示是計算機應用研究的一個重要分支,經過多年的發展,現在已經發展成爲一門專業學科——計算機圖形學。它主要是研究用計算機及其圖形設備來輸入、表示、變換、運算和輸出圖形的原理、算法及系統,涉及計算機圖形硬件、圖形國際標準和圖形軟件接口等多方面的内容。爲了便于讀者理解后邊各部分的内容,本節簡要介紹一些排牙軟件設計中涉及的計算機圖形顯示知識。

1.圖形顯示基礎

　　圖形通常是由點、綫、面、體等幾何元素和灰度、色彩、綫型、綫寬等非幾何屬性組成。圖形表現形式通常有兩種,一種是綫條式,即綫框架圖,它是用綫段來表現圖形的。這種圖形容易反映客觀實體的内部結構,適合于各類工程技術中結構圖的表示。另一種是具有面模型、色彩、濃淡和明暗層次效應的有真實感的圖形,適合表現客觀實體的外形或外貌。從圖形所在空間來看,可分爲二維圖形(在平面坐標系中定義的圖形)和三維圖形(在三維坐標系中定義的圖形)。

　　計算機圖形產生的方法有如下兩種:

　　(1)矢量法　任何形狀的曲綫都可以用許多首尾相連的短直綫(矢量)逼近。可以在顯示屏上先給定一系列坐標點,然后控制電子束在屏幕上按一定順序掃描,逐個"點亮"鄰近兩點間的短矢量,從而得到一條近似的曲綫。盡管顯示器產生的只是一些短直綫的綫段,但當直綫段很短時,連接的曲綫看起來還是光滑的。

(2) 描點法　這種方法是把顯示屏幕分爲有限個可發亮的離散點，每個離散點叫做一個像素，屏幕上由像素點組成的陣列稱爲光柵。這時，曲綫的繪制過程就是將該曲綫在光柵上經過的那些像素點串接起來，使它們發亮；而所顯示的每一曲綫都是由一定大小的像素點組成的。當像素點具有多種顏色或多種灰度等級時，便可以顯示彩色圖形或具有不同灰度的真實圖形。由于光柵圖形顯示器和點陣圖形輸出設備的廣泛使用，所以，現代計算機使用的圖形顯示方法大多是描點法。

2.圖形變換

在計算機圖形顯示中，往往需要對圖形指定部分的形狀、尺寸大小及顯示方向進行修改，以達到全方位顯示的目的，這就需要對圖形進行平移、旋轉、縮放等變換操作。利用圖形變換可以將一些簡單的圖形組合成相當復雜的圖形，可以把用戶坐標系下的圖形變換到設備坐標系下，還可以實現二維圖形和三維圖形之間的轉換，甚至可以把静態的圖形變換爲動態圖形，從而實現景物畫面的動態顯示。

現實世界中的牙體是三維的，而計算機仿真顯示時，這些牙體在計算機世界中必須以二維平面物體的形式表現出來。這就需要圖形變換來實現。其變換過程如圖 4.4 所示。

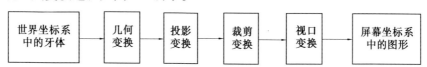

圖 4.4　三維圖形變換

幾何變換分爲視點變換和模型變換兩種。視點變換是在視點坐標系中進行的。視點坐標系與世界坐標系不同，它遵循左手法則，而世界坐標系遵循右手法則。視點變換有平移和旋轉兩種方式。模型變換是在世界坐標系中進行的，可以對物體實施平移、旋轉和縮放等三種變換。在進行平移或旋轉時，視點變換和模型變換是一致的，即當視點進行平移或旋轉時，視點坐標系中的物體就相當于在世界坐標系中作反方向的平移或旋轉，反之亦然。

投影變換是一種很關鍵的圖形變換，其目的是要把三維圖形變換爲二維圖形，實際上就是定義一個視景體(View Volume)，使得視景體的部分被裁剪掉，最終圖像只是視景體內的有關部分。它也有兩種變換方式：正射投影和透視投影。透視投影的視景體類似一個頂部和底部都被切除的稜錐，即稜臺。它符合人類的視覺習慣，即同樣尺寸的物體離視點越近就越大，離視點越遠就越小，遠到極點就會消失，稱爲滅點。正射投影又稱正交投影或平行投影，其視景體是一個平行管道。它的最大特點是無論物體離視點多遠，投影后物體的大小尺寸不變。

空間物體的三維裁剪變換包括兩部分：視景體剪取和附加平面剪取。視景體剪取已經包含在投影變換里。除了視景體定義的六個裁剪平面（上、下、左、右、前、后）外，使用者還可以定義自己的一個或多個裁剪平面，以去掉場景中無關的目標。裁剪平面的定義爲 $Ax + By + Cz + D = 0$，由系數 A、B、C 和 D 就能確定裁剪平面。

視口變換類似于照片的縮放，它將經過幾何變換、投影變換和裁剪變換后的物體顯示于屏幕窗口內指定的區域內。這個區域通常是矩形，稱爲視口。在實際應用中，視口的長寬比率應該等于視景體剪切面的比率。如果這兩個比率不相等，那么投影后的圖像顯示于視口內時會發生變形。所以，在應用程序中，視口變換時，要實時檢測窗口尺寸的變化，及時修正視口的大小，保證視口內的圖像能隨窗口的變化而變化，不至于發生變形。

3.效果處理

效果處理也稱爲着色，包括顏色計算、光照處理和材質選擇等內容。計算機圖形中的顏色與實際繪畫中的顏色不同，它屬于 RGB 空間，只在顯示器屏幕上顯示。R、G、B 分別代表紅色、綠色和藍色，三個值的範圍都是從 0.0 到 1.0。每個像素點的顏色都包含這三個分量，某個分量的值越大，則它在該點所占據的顏色成分越多。計算機中豐富多彩的顏色就是由這三個顏色分量的不同組合實現的。現實世界中的物體呈現的顏色還與光照有關，要想產生真實感的圖像必須給予光照處理。圖形顯示中的光照模型通常將光綫細分爲四個獨立的組成部分：發散光綫、環境光綫、散射光綫和反射光綫。每一個組成部分的特性都用 RGB 值來指定。通過設置各個組成部分的特性值就可以構造出逼真的光照效果。當然，物體的表面特性還與物體的材質有關，相同光照，不同材質的物體會有不同的實體效果。圖形顯示對于材質的處理是用指定其材質特性來實現的。材質特性包括散射和環境反射、鏡面反射及發射光綫等內容，它們也是用 RGB 值來指定的。

4.光柵化

爲了能够快速地顯示圖形,上述的處理過程在圖形顯示到屏幕之前就已經在計算機内存中計算好了,將要顯示的物體的數據存放在顯示内存中。顯示時,將内存中的數據迅速寫入屏幕像素對應的顯示緩存區,這樣計算機屏幕上將很快地顯示出圖像。這個過程即爲光柵化,它是一個物理過程,是由計算機硬件完成的。

4.3.2 弓形曲綫的顯示和牙弓參數的調整

1.弓形曲綫的顯示

弓形曲綫包括頜弓曲綫和牙弓曲綫,它們實際上是某個幂函數的曲綫圖形,是一個二維平面圖形。排牙軟件采用 Visual C++ 中提供的繪圖函數繪制弓形曲綫。由于 Visual C++ 中只提供了繪制直綫、矩形、圓等規則形狀的函數,對于表示弓形曲綫的幂函數曲綫,則需要將其分割爲許多曲綫段,然后用直綫段代替這些曲綫段。當分割的份數足够多時,用這種近似方法就能很好地畫出任意曲綫來。排牙軟件中是將半側的弓形曲綫分爲 100 份來繪制的,實際效果比較理想。

默認狀態下,Visual C++ 中的繪圖函數都是以像素爲單位繪制圖形的。這樣,對于不同的輸出設備,相同圖形的實際大小是不同的。爲了得到一致的大小,需要設置 Windows 系統的坐標映射模式。考慮到弓形曲綫在窗口中顯示的適當比例,選用 MM _ LOMETRIC 映射模式,它的邏輯單位是 0.1 mm,即繪圖函數中參數的單位都是 0.1 mm 而不再是一個像素。同時我們將視口的坐標原點設在窗口客户區的中心,便于各曲綫位置的計算和繪制。

由于弓形曲綫的左右兩側是非對稱的,屬于兩個幂函數的曲綫圖形,所以在繪制弓形曲綫時也要分爲左右兩側分别繪制。不同曲綫之間用不同的顏色來區分,不同曲綫放在同一坐標系中時要求曲綫的末端對齊,即末端的 y 坐標相等。弓形曲綫的顯示包括計算曲綫和調整曲綫兩個視圖。計算曲綫視圖(圖 4.5)用于顯示根據患者無牙頜弓參數計算出來的頜弓曲綫和牙弓曲綫,包括上下頜弓曲綫、上下牙弓曲綫和頜弓牙弓放在一起的上下對開曲綫;調整曲綫視圖用于對比顯示頜弓曲綫、計算出來的牙弓曲綫和調整后的牙弓曲綫,包括上下對開曲綫和上下叠放曲綫,用牙弓控制卡中的選畫曲綫控制復選框可以控制顯示或隱藏某種曲綫,便于用户對比觀察。

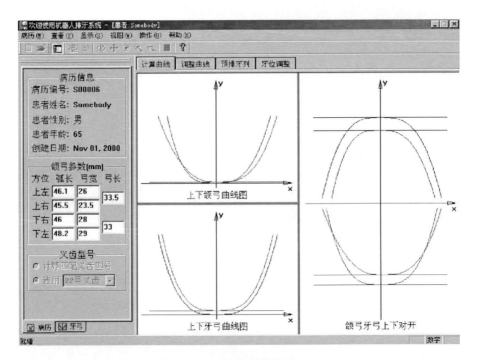

圖 4.5 頜弓與牙弓曲綫的顯示

2.牙弓參數的調整

前已述及,按照專家模型計算出來的牙弓曲綫包含有專家的全口義齒修復經驗。只要患者無牙頜弓參數測量的比較精確,這里計算出來的牙弓參數一般是比較合理的,不需要修改。但考慮到患者可能會有特殊情況,同時爲擴展本系統的功能,如比較弓形特徵參數 β 對牙弓曲綫的影響等,排牙軟件中設計了牙弓參數的調整接口。通過牙弓控制卡上的參數輸入框和命令按鈕就可修改牙弓參數,如圖4.6所示。

牙弓曲綫包括上右、上左、下右和下左共四段,分別對應各自的弧長、弓長、弓寬和 β 值,但是 β 值是由前面三個值計算出來的,也就是說它們之間是相關的。所以調整時要注意,要么只調整弧長、弓長和弓寬,要么只調整 β 值,但不能同時調整,否則就會出現異常情況。程序中是靠互相屏蔽來避免這種情況發生的,也就是說程序只允許調整其一。另外,對于這些參數的調整要注意其實際意義,調整時要微量調整,尤其是 β 值對牙弓形狀影響特別大,過大或過小的 β 值都會顯示出很怪異的圖形。爲了給用戶提供數值參考,在調整 β 值的輸入框的左側顯示出當前計算

出來的 β 值。

這裡的調整是交互的,用戶可以多次調整這些參數直到滿意。如果用戶對於某次調整不滿意而想放弃這次調整的話,可以用"放弃調整"按鈕恢復調整前的牙弓參數。

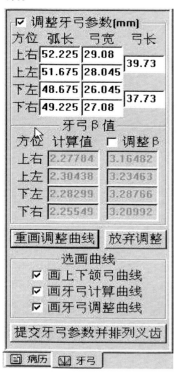

圖 4.6　牙弓控制卡

4.3.3　義齒牙列的顯示和義齒位姿的調整

1.單個牙齒的仿真顯示

對于單個牙齒的顯示,爲了準確逼真,需要用實體數據來構造其三維圖像[66,67]。其實現原理是先用 CGI 自動切層掃描儀,按圖 4.7 的方向對人工牙進行平行切割,每隔 7.62×10^{-2} mm(0.03 英寸)切一層;每切一層,按均勻間距獲取輪廓綫上若干點的三維坐標值。

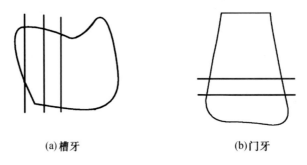

(a)槽牙 (b)門牙

圖4.7 牙齒實體數據的獲取

然后利用三維數據可視化技術,用這些實體數據構造出單個牙齒的三維圖像,如圖4.8所示。其具體實現是由中國科學院計算技術研究所完成的,詳細內容請參見文獻[68]。

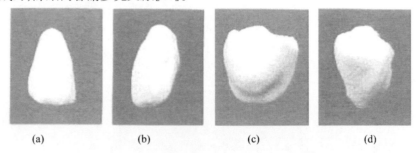

(a) (b) (c) (d)

圖4.8 用實體數據構造出的單個牙齒圖像

2.義齒牙列的仿真顯示

義齒牙列的仿真顯示是用 OpenGL 圖形函數庫實現的。在 Visual C++ 中開發 OpenGL 應用程序時,必須進行合理的設置才能看到逼真的顯示效果。首先要設置着色描述表,它是 Windows 系統的一個設備句柄,程序是通過它和 Windows 的設備描述表訪問系統硬件的。同時還要設置色彩模式、着色模式、繪圖緩存和光照模式等多項繪圖屬性,這些都是由相應的 OpenGL 函數完成的。默認的 OpenGL 物體坐標系是 xOy 坐標平面與顯示器屏幕重合,x 軸向右,y 軸向上,z 軸垂直屏幕指向讀者。視點位置一般是放在 z 軸上,和實際的用戶眼睛的位置接近。視點離屏幕的遠近決定了圖像的大小,必須合理設置。設置好視點位置后,就要定義取景體了,爲了得到逼真的效果,我們選用透視投影變換,而且程序跟蹤窗口的變化進行視口變換,保證繪制的圖像不會發生變形。

用實體數據構造出單個牙齒的三維圖像后,根據專家預排模塊計算出的義齒牙列中各個義齒的位姿,經過圖 4.8 所示的幾次圖形變換就可畫出整個牙列的三維仿真圖像。排牙軟件爲義齒牙列的仿真顯示設計了兩個視圖——預排牙列視圖和牙位調整視圖。預排牙列視圖用于顯示按用户選定的牙弓排列出來的義齒牙列,牙位調整視圖用于顯示調整了預排牙列中的義齒位姿后的義齒牙列。二者的窗口顯示形態是相同的,默認時都是咬合牙列的正面視圖,但可以分別控制各自的視圖内容和方位,對比觀察。

爲了使用户能够對比牙列形態和牙弓曲綫的關系,程序中畫出了排牙坐標系及三維牙弓曲綫,并在牙弓曲綫上標識出了迭代出的散牙長方體的位置控制點。用户可以通過菜單條中的"顯示"控制菜單選擇顯示或隱藏排牙坐標系和三維牙弓曲綫。另外,用户還可以選擇顯示散牙長方體列而非義齒牙列,便于他們理解排牙原理。

義齒牙列的顯示控制包括視圖内容的控制和顯示方位的控制。視圖内容的控制用"視圖"菜單項來控制,包括選擇顯示咬合牙列、分離牙列、上牙牙列和下牙牙列。通過選擇視圖内容,用户可以仔細觀察上下牙列的咬合情况以及上下牙列各自的排列情况。顯示方位的控制是用工具條來實現的,包括鼠標拖動牙列旋轉、鼠標拖動牙列在窗口範圍内平移、放大顯示牙列、縮小顯示牙列和還原牙列的大小和初始位姿等控制項。這些顯示控制在程序中是通過 OpenGL 的模式變換函數來實現的。另外,程序中還增加了自動旋轉和自動開合的動畫顯示控制,給用户以直觀生動的視覺效果。考慮到用户個人的喜好,工具條上還增加了一個改變背景顏色的按鈕,讓用户可以選擇自己喜歡的顏色作爲背景色。

3. 義齒位姿的交互調整

正常情况下,預排牙列中各個義齒的位姿都是比較合理的,一般不需要單獨調整。但患者的口腔形態可能會有些特殊情况,而牙科醫生的處理經驗也不盡相同,各自都會有自己的處理傾向,爲了能更好地發揮醫生在排牙系統中的主觀作用,制作出更加準確合理的全口義齒,排牙軟件專門設計了義齒位姿的交互調整接口。

義齒位姿的調整是用牙列控制卡來控制的。控制卡的最上側顯示出系統爲患者實際選用的義齒型號,也就是排列義齒使用的義齒型號。它的下面是調整義齒位姿的按鈕。這些按鈕按照上牙列左、右和下牙列左、右分爲 4 組,共有 28 個按鈕,和全口義齒正對醫生擺放時的 28 個義齒一一對應。這樣,醫生可以直觀選擇調整按鈕。牙列控制卡中間的"保存排牙位姿參數文件"按鈕用於向系統提交義齒牙列中各個義齒的位姿參數并保存在指定的文件中,同時通知系統根據這些位姿參數計算相應定位塊在機器人機座坐標系中的位姿,生成機器人排牙控制程序要讀取的位置文件。牙列控制卡的下部是軟件系統生成文件的樹形結構圖,這些文件存放在用戶指定的目錄中,默認時目錄名與患者病歷編號相同。牙列控制卡最下側的"導出排牙控制參數文件"用於將機器人排牙位置文件復制到用戶指定的目錄。

義齒位姿參數的調整包括義齒在排牙坐標系中的位置坐標和義齒相對於自身坐標系的姿態轉角,共6個值。圖4.9是義齒位姿參數調整對話框。對話框的最上側指明當前用戶正在調整的是哪一個義齒,中間第一行顯示的是預排牙列中義齒的位姿參數值,第二行是調整值輸入文本框,各文本框的左側還設置了微調按鈕,便於用戶調整位姿參數值,微調的幅度是0.1。點擊左下側的"還原"按鈕可以放棄對義齒位姿參數的調整,恢復其預排位姿。對某個義齒的位姿進行了調整之後,牙位調整視圖中當前調整的義齒就用金黃色標識出來。這樣便於用戶觀察和對比。

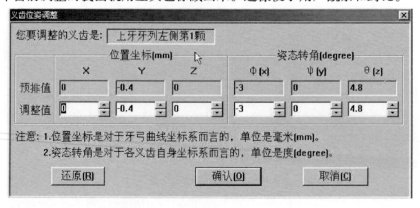

圖4.9　義齒位姿參數調整對話框

圖4.10(a)是牙列的三維顯示主窗口。圖4.10(b)是上下牙列咬合的情形。圖4.10(c)是對義齒的位姿進行調整的顯示。由圖4.10可見,上右1牙的位姿作了明顯的調整。

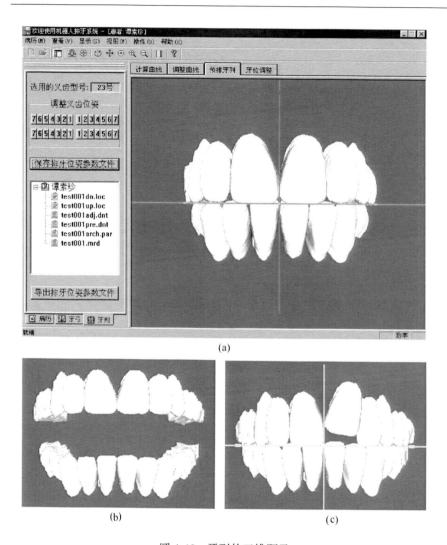

(a)

(b)　　　　　　　　　　(c)

圖 4.10　牙列的三維顯示

第 5 章　采用 CRS 機器人實現全口義齒排牙

5.1　全口義齒機器人制作系統總論

　　全口義齒機器人制作系統實際上是一套機器人輔助全口義齒人工牙列制作的口腔醫學專家系統,目的是替代經驗豐富的口腔修復醫生和做工精良的技師在全口義齒修復中的大部分工作。臨床中傳統的操作過程是,醫生在經過修復前的口腔檢查等一系列的準備工作后,取得反映口腔軟硬組織的印模,根據印模和經驗正確建立上下頜牙齒間的頜關系,并給出模型的設計方案及頜架的制作,由牙科技師進行排牙和全口義齒的制作,之后經過初戴等過程才完成整個臨床操作。

　　在整個全口義齒的制作過程中,醫生的經驗和牙科技師的水平主要反映在牙列的制作上,只有經驗豐富的牙科專家和心靈手巧的技師的密切合作才能制作出符合患者生理和美觀要求的高質量的全口義齒[55]。在目前的機器人、計算機和人工智能等技術發展的條件下,采用計算機輔助的機器人制作系統完全可以勝任上述過程中的排牙工作。在這樣的系統中,牙科專家的經驗可以集成在專家系統軟件中,牙科技師的排牙操作可以由機器人來完成。因此,專家系統軟件和機器人是全口義齒機器人制作系統的主要組成部分。

　　經過對全口義齒制作過程的分析,提出機器人制作系統的如下工作流程:

　　(1) 用三維激光掃描儀獲得患者的頜弓曲綫,并測量出頜弓曲綫的參數后輸入計算機。

　　(2) 用三維交互式排牙軟件進行牙弓曲綫的計算,并在計算機屏幕上以多種方式和顏色顯示,醫生此時可以進行交互式修改,以獲得理想的牙弓曲綫。

　　(3) 排牙軟件模塊根據專家系統的專家知識模型進行專家排牙計算,選取牙型號,確定每個牙在牙弓曲綫上的位置和姿態,進行三維模擬顯示。醫生此時可以觀察排牙的情況,直觀地對每個牙的相對位姿進行修改和調整。此時的三維模擬顯示可以有多種顯示方式:上牙列單獨顯示、下牙列單獨顯示、上下牙列同時顯示、單個牙顯示、上下牙的動態咬合等。

(4) 由三維交互式排牙軟件生成每個牙的位姿數據,并傳遞給機器人的控制程序。

(5) 由機器人進行實際排牙,以獲得適合患者的人工牙列。

(6) 采用專門設備,將機器人排出來的牙列轉化爲真正的全口義齒。

全口義齒機器人制作系統的組成分爲軟件和硬件兩個部分。

5.2　系統軟件結構

軟件部分包括:三維激光數據采集、分析軟件,人工牙三維圖形數據庫、三維交互式專家系統排牙軟件和機器人控制程序。

三維交互式專家系統排牙軟件又包括專家預排模塊、模擬顯示模塊、機器人軌迹規劃和通信模塊三部分。專家預排模塊負責提取或創建患者的病歷檔案,根據患者頜弓參數,用專家經驗匹配出適合患者的牙列。模擬顯示模塊則利用計算機三維圖形技術,顯示出三維的牙列,爲口腔修復醫生提供逼真的觀察場景。機器人軌迹規劃和通信模塊根據實際操作的要求規劃出機器人操作工具的運動軌迹,實現計算機與機器人之間的通信聯系,將軌迹數據發送給機器人控制櫃。這三個主體模塊又都由若干個功能模塊組成,如圖 5.1 所示。

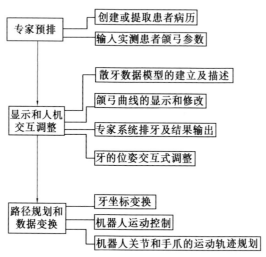

圖 5.1　全口義齒機器人制作系統的軟件組成

5.3　系統硬件結構

全口義齒機器人制作系統的硬件部分包括：一臺微機、一臺機器人及其控制櫃、一個自制的電磁手爪、非接觸式牙頜模型三維激光掃描儀、一對排牙器、28 個排牙過渡塊、塑料人工牙、一臺改造后的光固化光源及 一條自制的光纜、機器人的 GPIO 控制接口、兩個開關控制電路卡、光固化樹脂若干、盛膠盤托等。圖 5.2 中表示出了其中的部分硬件。

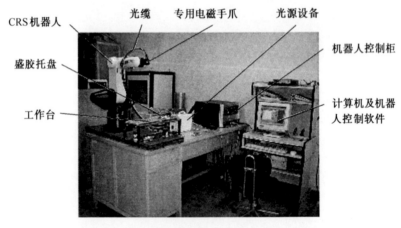

圖 5.2　全口義齒機器人制作系統的硬件組成

5.4　部分硬件的設計制作

機器人是系統的最重要硬件,本系統采用的是加拿大生產的 CRS 機器人。除此之外,還需要一些輔助硬件,包括電磁手爪、光纜的制作及光源的改造、工作臺及排牙盛膠托盤的設計制作、光敏材料的試驗、排牙器的制作等。

5.4.1　專用電磁手爪的設計制作

在排牙器排牙法中,機器人實際抓取和放置處理的是定位過渡塊。因此,必須設計和制作出適合抓取定位過渡塊操作的專用手爪。

定位過渡塊的材料采用 Q235 普通碳素鋼,尺寸是 40 mm × 8 mm × 4 mm,兩個定位銷孔的直徑是 φ3 mm。孔距是 19 mm。考慮到定位過渡塊的質量很小,采用電磁吸力應該比較容易地實現抓取,而電磁手爪又易于控制,其體積相對也比較小,故采用了電磁手爪的方式。

圖 5.3 所示是自制的電磁手爪結構圖。手爪的一端和機器人的腕部末端相連接,另一端即是電磁手爪定位銷。兩個電磁手爪定位銷的直徑與定位過渡塊上的銷孔直徑的公稱尺寸相同,采用間隙配合,中心距相同。抓取操作時,手爪上的定位銷首先插入定位過渡塊上的銷孔內,實現精確的抓取位置和姿態,然後使電磁綫圈工作吸住定位過渡塊,保證抓取的穩定性。爲了獲得較小的手爪軸向尺寸,電磁綫圈采用了自制的大直徑小厚度結構。

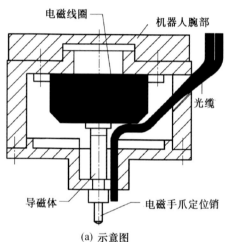

(a) 示意图

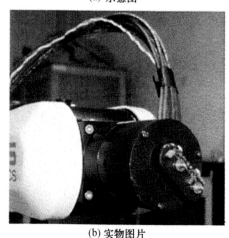

(b) 实物图片

圖 5.3 電磁手爪的結構圖

　　光纜的布置采用了從手爪內部穿過的形式,以保證光纜線在手爪定位銷處占據最小的空間。這種布置方式也可以實現光纜線的最小彎折度,避免光纜綫的折斷。

5.4.2　光纜綫的結構設計制作及光源的改造

　　機器人實際操作時,手爪放置定位過渡塊到計算出的位置和姿態(將定位過渡塊插入光敏膠中)后,需要對該定位過渡塊周圍的光敏膠進行局部照射,使其局部變硬并將該定位過渡塊固定。因爲定位過渡塊是長條形狀,而在排牙過程中,各個定位過渡塊的彼此之間距離非常接近,小的地方只有 2 mm 左右,爲了保證光纜沿定位過渡塊側面進行充分的光照,就需要將光纜綫的末端制作成鴨嘴形狀。由于光纜材料非常脆,極易折斷,難于做成復雜的形狀,所以實際制作時,將光纜的末端制作成了一束由多根細纜綫組成的纜綫束。同時在手爪的結構上再進行處理,即在纜綫伸出地方加工出一個長條孔,保證光纜綫形成一排,從而實現對定位過渡塊側面的均勻光照。光纜綫的另一端加工成階梯圓柱形,以保證和光源設備輸出口的配合。光纜綫的結構如圖 5.4 所示。

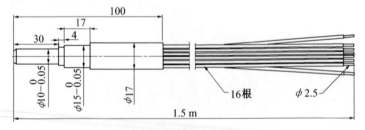

圖 5.4　光纜綫的結構

　　外購的光源設備是由手動開關控制的。爲了適應機器人系統的自動化排牙工作,需要對其進行改造,實現自動控制。采用了一個功率較大的電磁繼電器與原來的手動控制開關串聯的方式,正常工作時,手動開關合上,由電磁繼電器實現光源的開閉。遇有緊急情況時,可以關閉手動開關,使電磁繼電器的控制作用失效,從而起到緊急開關的作用。圖 5.5 是改造后的光源設備的圖片(從圖中可以看到光纜的連接位置)。

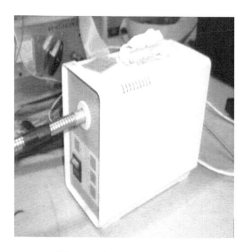

圖 5.5　改造后的光源設備

5.4.3　工作臺及排牙盛膠托盤的設計及制作

　　爲了機器人排牙操作方便,同時未排的排牙定位過渡塊和已排的定位過渡塊都需要一個專門的放置地,所以也設計和制作了一個排牙工作臺。工作臺的尺寸是 500 mm × 200 mm × 150 mm,横梁截面尺寸爲 30 mm × 15 mm。其上表面用一個平坦的鋼板覆蓋,標準排牙定位過渡塊陣列和排牙托盤平臺分別固定在鋼板上面,如圖 5.6 所示。

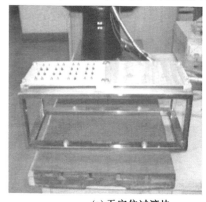

(a) 无定位过渡块

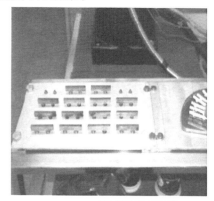

(b) 有定位过渡块

圖 5.6　工作臺及標準排牙定位過渡塊陣列和排牙托盤平臺

　　機器人實際排牙時,定位過渡塊擺放到三維排牙軟件所計算出的位置和姿態后,是采用光敏膠來對其進行固定的。光敏膠在没有被光固化照射之前是半液體狀態,所以,必須設計制作一個盛膠盤來盛裝光敏固化膠。由于定位過渡塊擺放的位置處于一個相對固定的範圍內,爲了盡量減少光敏膠的浪費,將托盤的邊緣做成了半圓形狀。同時,在托盤的底面加工焊接出兩個定位銷,與排牙托盤平臺上的兩個銷孔相互配合,保證機器人排牙時托盤的定位和穩定,這種設計也容易實現一個工作循環之后的排牙托盤的更換。圖5.7是排牙托盤的圖片,其中圖5.7(a)是三維設計圖,圖5.7(b)是剛剛排完牙之后的托盤,托盤內盛有光固化膠及已經排好并被膠固定了的14個過渡定位塊。

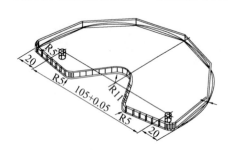

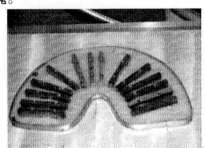

(a) 三维结构设计图   (b) 盛有光固化胶及过渡定位的托盘

圖5.7 排牙盛膠托盤的結構

5.4.4 光敏材料的試驗

光敏膠的選擇和配制是一個比較棘手的問題,既要保證光敏膠在受到光照射時能夠快速固化,并保證足夠的固化深度及固化硬度,同時光照固化時又要保證其局部性,只能使剛放置的定位過渡塊周圍的光敏膠固化,而不能讓其他的光敏膠固化,否則其他定位過渡塊就無法放置。爲了盡量減小放置定位過渡塊時光敏膠產生的阻力和實現上述功能,光敏膠不能過于黏稠,應該有一定的稀度。

在對多種光敏材料進行試驗時,發現大部分的光敏材料都不合適,包括日本Tokuyama公司的義齒修復專用的光硬化樹脂。有的要求光照時間非常長,有的對光的強度要求很高,有的硬化深度太淺,有的光照后硬化的面積又太大,有的不能滿足無毒的要求。Tokuyama公司的樹脂主要是對光照強度要求非常高,需要專門的光照設備,同時其價格又非常昂貴。最后采用的是上海某研究所專門配制的樹脂膠,其性能基本滿足了試驗的要求。其主要問題仍然是需要光照的時間比較長(實際排牙時,每個定位塊需要照射2 min左右),使得整個機器人制作系統的效率比較低。在進一步的研究工作中,解決這個問題仍然需要投入一定的精力和經費,以便獲得理想的光固化膠,圖5.7(b)所示盛膠托盤中就盛有這種膠。

第6章　CRS 機器人的軌迹規劃及控制

6.1　排牙器排牙法

　　人工牙的形狀非常復雜,普通的機器人手爪難以對其進行精確抓取。爲了解決這個問題,這里采用了一種變通方法:分別爲每個形狀不同的人工牙制作了與之形狀共軛的牙模,再將一個牙列的一組 14 個牙模用硅橡膠連接成爲排牙器。由于硅橡膠材料具有一定的柔韌性,因此每個牙模彼此之間允許有較小量的位置和姿態相對運動。另外,制作了 28 個形狀和尺寸完全一樣的排牙定位過渡塊,每個過渡塊上有兩個定位銷孔,可以和牙模上具有同樣直徑和距離的兩個定位銷相配合連接,保證每個牙模和與其連接在一起的定位過渡塊具有固定的位置和姿態關系。定位過渡塊被加工成簡單的長方體,便于抓取和位姿計算。這樣實際排牙時,就可以根據每個牙模(與牙的位姿完全相同)與定位過渡塊的位姿換算關系,把每個定位過渡塊的位置和姿態計算出來,從而先把定位過渡塊列排出來,之後再把排牙器插入定位塊列,就得到了牙模列,最後把相應的人工牙插入排牙器,就得到了人工牙列。這樣就使機器人排牙問題轉變成機器人排定位過渡塊的問題了,使復雜問題得以簡化。圖 6.1 是具有定位銷的牙模結構示意圖。圖 6.2 是上牙列的排牙器的實物圖片。

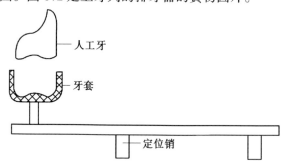

人工牙

牙套

定位銷

圖 6.1　具有定位銷的牙模結構示意圖

采用排牙器進行排牙的全口義齒制作過程如下:

(1) 獲得患者的無牙頜弓參數,并將其輸入計算機。

(2) 由三維人機交互式專家系統排牙軟件進行虛擬排牙,經過牙科

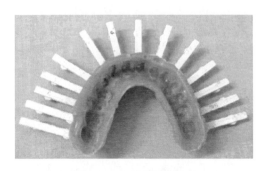

圖 6.2　上牙列的排牙器

醫生的修改或者確認后,生成輸出每個牙的位姿數據。

　　(3) 機器人從定位過渡塊平臺上取出一個定位過渡塊,按計算機傳遞過來的牙齒位姿數據將其放入盛有光固化樹脂的固位托盤中,同時開啟光固化燈進行照射。待光固化樹脂固化后,機器人再抓取下一個定位過渡塊,并定位在固位托盤相應的位置中,依次進行,直到把每一個定位過渡塊排好。

　　(4) 將排牙器插入已被固定的定位過渡塊陣列,以得到牙模陣列。

　　(5) 分別將每個人工牙齒放入排牙器相應的共軛牙模內,就得到了人工牙齒。爲了獲得完整的獨立牙列,需在排牙器的牙列中澆入溶蠟,使每個牙固結在一起,冷却后取出就獲得了一副排好的連接爲一體的完整牙列。

　　(6) 利用專門設備,將人工牙列轉化爲患者可以使用的全口義齒。

　　圖 6.3 表示出了牙列的制作過程。圖 6.4 是機器人正在進行排牙操作的工作照片。圖 6.5 是牙列被排好后,在排牙器中還没有澆蠟取出的情形。

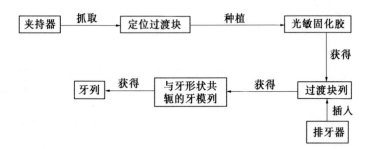

圖 6.3　采用排牙器的實際排牙順序

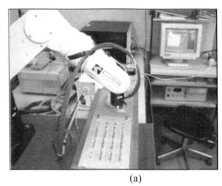 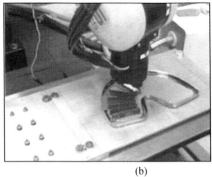

(a)   (b)

圖 6.4　機器人進行排牙操作的工作照片

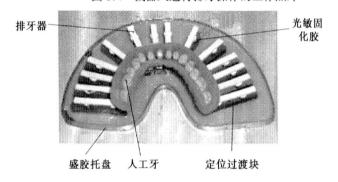

圖 6.5　牙列在排牙器中的情形

6.2　三維模擬排牙与机器人实际排牙的坐标变换关系

三維交互式排牙軟件的三維虛擬排牙所排的是人工牙,而采用排牙器排牙法實際排的是定位過渡塊,這兩者之間的關系要由復雜的坐標變換來實現。

6.2.1　義齒與定位過渡塊的位姿變換

由目標牙列中各義齒相對于排牙坐標系的位姿推算相應定位塊在機器人機座坐標系中的位姿,需要用到義齒與相應定位塊的位姿關系,即定位塊在相應散牙描述坐標系中的位姿。這種位姿關系是在制作排牙器時形成的。爲了簡化計算,在制作排牙器時,盡量讓共軛牙套和定位塊對正,即散牙描述坐標系的坐標軸和定位塊上的坐標系的坐標軸平行,如圖6.6

所示。然后，用三坐標測量儀，測量二者之間的位姿關系。測量原理是先在定位塊上建立一個測量坐標系 C，然后測量散牙上關鍵點在測量坐標系中的坐標，根據測得的坐標就可計算出牙塊的位姿關系。

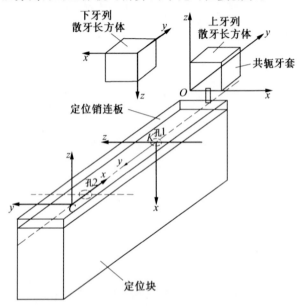

圖 6.6　義齒與定位過渡塊的位姿變換關系

　　圖 6.6 爲牙塊位姿關系計算示意圖。圖中孔 1 和孔 2 是定位塊的定位孔，它與機器人的電磁手爪和排牙器上的定位銷是精密配合的。定位塊上的坐標系 K 是根據機器人手爪處的工具坐標系確定的，在抓取時工具坐標系和定位塊上的坐標系 K 是重合的。坐標系 O 是散牙描述坐標系，圖中所示爲上牙牙列中的散牙坐標系，對于下牙牙列而言，圖中的散牙坐標系的 x 軸和 z 軸應該取相反方向。坐標系 C 是測量用的相對坐標系。這樣，我們的問題轉化爲已知散牙長方體内的三個或四個點在散牙描述坐標系 O 中的坐標，用三坐標測量儀測量出這些點在測量坐標系 C 中的坐標，然后計算 C 系在 O 系中的位姿，進而求解 K 系在 O 系中的位姿。求解過程如下。

1.計算 C 系在 O 系中的位姿

　　設原點在 C 點，各軸方向與 O 系一致的坐標系爲 G 系，則 C 系在 O 系中的位姿爲

$$T_C^O = T_G^O \cdot T_C^G \tag{6.1}$$

式中，T_G^O 爲 O 系平移到 G 系的變換矩陣，可設爲

$$
T_G^O = \begin{bmatrix} 1 & 0 & 0 & x_0 \\ 0 & 1 & 0 & y_0 \\ 0 & 0 & 1 & z_0 \\ 0 & 0 & 0 & 1 \end{bmatrix} \tag{6.2}
$$

T_C^G 是 G 系旋轉到 C 系的變換，對于上牙列爲 G 系繞自身的 z 軸旋轉 $+90°$；對于下牙列爲 G 系先繞自身的 z 軸旋轉 $+90°$，然后再繞所得新坐標系的 x 軸旋轉 $+180°$。即對于上牙列有

$$
T_C^G = \begin{bmatrix} \cos 90° & -\sin 90° & 0 & 0 \\ \sin 90° & \cos 90° & 0 & 0 \\ 0 & 0 & 1 & 0 \\ 0 & 0 & 0 & 1 \end{bmatrix} = \begin{bmatrix} 0 & -1 & 0 & 0 \\ 1 & 0 & 0 & 0 \\ 0 & 0 & 1 & 0 \\ 0 & 0 & 0 & 1 \end{bmatrix} \tag{6.3}
$$

對于下牙列有

$$
T_C^G = \begin{bmatrix} \cos 90° & \sin 90° & 0 & 0 \\ \sin 90° & \cos 90° & 0 & 0 \\ 0 & 0 & 1 & 0 \\ 0 & 0 & 0 & 1 \end{bmatrix} \begin{bmatrix} 1 & 0 & 0 & 0 \\ 0 & \cos 180° & -\sin 180° & 0 \\ 0 & \sin 180° & \cos 180° & 0 \\ 0 & 0 & 0 & 1 \end{bmatrix} =
$$

$$
\begin{bmatrix} 0 & 1 & 0 & 0 \\ 1 & 0 & 0 & 0 \\ 0 & 0 & -1 & 0 \\ 0 & 0 & 0 & 1 \end{bmatrix} \tag{6.4}
$$

這樣，可用如下方法求解 T_C^O：設散牙上某關鍵點在 O 系中的坐標爲 (x_1, y_1, z_1)，在 C 系中的坐標爲 (x_2, y_2, z_2)，則有

$$
\begin{bmatrix} x_1 \\ y_1 \\ z_1 \\ 1 \end{bmatrix} = T_C^O \begin{bmatrix} x_2 \\ y_2 \\ z_2 \\ 1 \end{bmatrix} = T_G^O \cdot T_C^G \begin{bmatrix} x_2 \\ y_2 \\ z_2 \\ 1 \end{bmatrix} \tag{6.5}
$$

將關鍵點的坐標值代入式(6.5) 可解得：

對于上牙列爲

$$
\begin{cases} x_0 = x_1 + y_2 \\ y_0 = y_1 - x_2 \\ z_0 = z_1 - z_2 \end{cases}
$$

對于下牙列爲

$$\begin{cases} x_0 = x_1 - y_2 \\ y_0 = y_1 - x_2 \\ z_0 = z_1 + z_2 \end{cases} \tag{6.6}$$

這樣,我們就得到了 C 系在 O 系中位姿 T_C^O。

2.計算 K 系在 C 系中的位姿

設原點在 K 點,各軸方向與 C 系一致的坐標系爲 M 系,則 K 系在 C 系中位姿爲

$$T_K^C = T_M^C T_K^M \tag{6.7}$$

式中, T_M^C 爲 C 系平移到 K 系的變換矩陣,可設爲

$$T_M^C = \begin{bmatrix} 1 & 0 & 0 & a \\ 0 & 1 & 0 & b \\ 0 & 0 & 1 & c \\ 0 & 0 & 0 & 1 \end{bmatrix} \tag{6.8}$$

式(6.8) 中的 a、b、c 是點 K 在 C 系中的坐標,由測量結果可知 $a = 40.014$, $b = -0.276$, $c = 0$。式(6.7) 中的 T_K^M 爲 M 系先繞自身 x 旋轉 $-90°$,然后再繞所得新坐標系的 z 軸旋轉 $+90°$ 的變換矩陣,計算如下

$$T_K^M = \begin{bmatrix} 1 & 0 & 0 & 0 \\ 0 & \cos(-90°) & -\sin(-90°) & 0 \\ 0 & \sin(-90°) & \cos(-90°) & 0 \\ 0 & 0 & 0 & 1 \end{bmatrix} \begin{bmatrix} \cos 90° & \sin 90° & 0 & 0 \\ \sin 90° & \cos 90° & 0 & 0 \\ 0 & 0 & 1 & 0 \\ 0 & 0 & 0 & 1 \end{bmatrix} =$$

$$\begin{bmatrix} 0 & -1 & 0 & 0 \\ 0 & 0 & 1 & 0 \\ -1 & 0 & 0 & 0 \\ 0 & 0 & 0 & 1 \end{bmatrix} \tag{6.9}$$

從而有

$$T_K^C = T_M^C T_K^M = \begin{bmatrix} 0 & -1 & 0 & 40.014 \\ 0 & 0 & 1 & -0.276 \\ -1 & 0 & 0 & 0 \\ 0 & 0 & 0 & 1 \end{bmatrix} \tag{6.10}$$

3.計算 K 系在 O 系中的位姿

由式(6.1) 和式(6.10) 就可以計算出 K 系在 O 系中的位姿

$$T_K^O = T_C^O \cdot T_K^C \tag{6.11}$$

牙列中不同義齒的這種位姿關系是不同的,應該分別計算。計算結果以齊次矩陣的形式保存在文本文件 BlockInTooth.txt 中。

6.2.2 定位過渡塊位姿參數的計算

獲得定位過渡塊的位姿矩陣後,還需要將它轉換爲空間位姿的具體量值,用三個位置量和三個角度量來表示,據此才能够對機器人進行位置控制。

定位塊擺放位姿參數是整個軟件系統計算的目標參數,是機器人實際擺放定位塊的位姿依據。前面排牙軟件經過預排和調整后,得到的是目標牙列中各個義齒在排牙坐標系中的位姿。現在,還需要根據標定的排牙位置計算各義齒對應定位塊在機器人機座坐標系中的位姿。如前所述,爲了簡化計算,我們以選定的標定塊在機器人機座坐標系中的位姿爲基準,通過相對位姿關系計算其他定位塊的位姿。

1.計算定位塊的位姿矩陣

各坐標系的位姿關系如圖 6.7 所示。該圖是牙弓曲綫所在平面上各坐標系之間位姿關系的一個示意圖。圖中 B 爲機器人機座坐標系,A 爲排牙坐標系,K_0 爲標定塊的坐標系,D_0 爲標定塊對應牙齒的散牙描述坐標系,$K_i(i = 0, 1, \cdots, 13)$ 爲任意定位塊的坐標系,D_i 爲與 K_i 對應的散牙描述坐標系。這樣,我們的問題可以描述爲已知 D_i 在 A 系中的位姿 $T_{D_i}^A$、K_i 在 D_i 系中的位姿 $T_{K_i}^{D_i}$ 和 K_0 在 B 系中的位姿 $T_{K_0}^B$,求解 K_i 在 B 系中的位姿 $T_{K_i}^B$。具體求解步驟如下

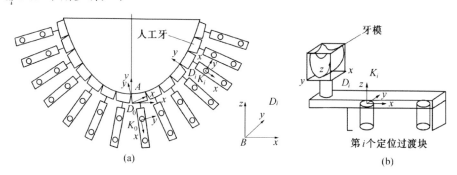

(a)   (b)

圖 6.7   定位過渡塊位姿參數的計算

根據剛體之間的位姿關系可知,在 A 系中的位姿可表示爲

$$T_{K_0}^A = T_{K_i}^A \cdot T_{K_0}^{K_i} \tag{6.12}$$

可寫作

$$\left(T_{K_0}^{K_i} \right)^{-1} = \left(T_{K_0}^A \right)^{-1} T_{K_i}^A \tag{6.13}$$

K_0 在 B 系中的位姿可表示爲

$$T_{K_0}^B = T_{K_i}^B \cdot T_{K_0}^{K_i} \tag{6.14}$$

可寫作

$$T_{K_i}^B = T_{K_0}^B (T_{K_0}^{K_i})^{-1} \tag{6.15}$$

由式(6.13)和式(6.15)可得

$$T_{K_i}^B = T_{K_0}^B (T_{K_0}^A)^{-1} T_{K_i}^A \tag{6.16}$$

又 K_0、K_i 在 A 系中的位姿可表示爲

$$T_{K_0}^A = T_{D_0}^A \cdot T_{K_0}^{D_0} \tag{6.17}$$

$$T_{K_i}^A = T_{D_i}^A \cdot T_{K_i}^{D_i} \tag{6.18}$$

式中　　$T_{D_0}^A$、$T_{D_i}^A$——由排牙模塊計算出來的義齒在排牙坐標系中的位姿矩陣。

從而有

$$T_{K_i}^B = T_{K_0}^B (T_{K_0}^{D_0})^{-1} (T_{D_0}^A)^{-1} T_{D_i}^A \cdot T_{K_i}^{D_i} \tag{6.19}$$

式中　　$T_{K_0}^{D_0}$、$T_{K_i}^{D_i}$——前面根據測量值得出來的定位塊在相應散牙描述坐標系中的位姿矩陣。

這就是我們要求解的位姿矩陣。式中 $T_{K_0}^B$ 是標定塊在機器人機座坐標系中的位姿矩陣,它是根據標定機器人排牙位置時得到的標定塊的六個位姿參數計算出來的。設標定出來的六個位姿參數分別爲 x_0、y_0、z_0、ψ_0、θ_0、φ_0,則

$$T_{K_0}^B = T(x_0, y_0, z_0) T(z, \varphi_0) T(y, \theta_0) T(x, \psi_0) \tag{6.20}$$

2.計算定位塊的位姿參數

得到定位塊在機器人機座坐標系中的位姿矩陣之後,還需要求解出該位姿的六個位姿參數,因爲機器人控制程序是按照位姿參數來放置物體的。我們可以將定位塊的位姿矩陣寫成分塊矩陣的形式

$$T_{K_i}^B = \begin{bmatrix} R_i & P_i \\ \mathbf{0} & 1 \end{bmatrix} \tag{6.21}$$

式中　$\boldsymbol{R}_i$——定位塊的姿態矩陣；

　　　$\boldsymbol{P}_i$——定位塊的位置列向量。

$\boldsymbol{P}_i$ 的三個分量分別對應定位塊在機器人機座坐標系中三個坐標軸上的坐標值，即有

$$\boldsymbol{P}_i = \begin{bmatrix} x_i \\ y_i \\ z_i \end{bmatrix} \tag{6.22}$$

而定位塊在機器人機座坐標系中姿態偏轉角需要按照相應公式來計算。設 $\boldsymbol{R}_i$ 記爲

$$\boldsymbol{R}_i = \begin{bmatrix} n_x & o_x & a_x \\ n_y & o_y & a_y \\ n_z & o_z & a_z \end{bmatrix} \tag{6.23}$$

則

$$\varphi_i = \arctan(n_y/n_x) \tag{6.24}$$

$$\theta_i = \arctan(-n_z/\pm\sqrt{n_x^2 + n_y^2}) \tag{6.25}$$

$$\psi_i = \arctan(o_z/a_z) \tag{6.26}$$

這樣，就得到了定位塊在機器人機座坐標系中的六個位姿參數。將它們保存到機器人排牙位姿控制文件(.loc)中，就可用于機器人擺放定位塊的定位操作了。

6.3　RAPL 機器人語言

考慮到專門設計和制作機器人需要較高的成本和較大的人力投入，而整個全口義齒機器人制作系統對機器人的功能并無特別要求，只要求能夠實現物體的任意位置和姿態抓放。另外，單獨設計和制作的機器人可靠性一般無法保證，而成熟的機器人產品其可靠性和編程語言、售後服務等方面都有優越性，因此，全口義齒機器人制作系統采用了商業化的機器人產品。

本系統中所采用的機器人是加拿大 CRS 公司生產的小型機器人系

統,機器人操作機的型號爲 A465,控制櫃的型號爲 C500。在 80% 速度和加速度的條件下最大負載 3 kg,重復定位精度是 ±0.05 mm[69]。其負載、精度等特性都比較適合該系統使用。

　　CRS 機器人專用的編程控制軟件是 Robcomm,它是一個 Windows 應用程序[70]。其主要功能包括創建和編輯運動程序源代碼文件和相應的支撐數據文件;將源代碼文件和數據文件聯接爲機器人控制應用程序;和機器人控制櫃之間發送和接收運動程序和數據;控制和監視機器人控制應用程序的執行等。控制軟件和機器人控制櫃之間通過計算機的串行端口 RS232 通訊。Robcomm 軟件的啓動,可以單獨在 Windows 窗口中進行,也可以由三維交互式排牙軟件"操作"菜單下的"機器人"命令來執行。

　　CRS 機器人使用的編程語言是 RAPL(Robotic Automation Programming Language),RAPL 是一種面向自動化的、行結構的編程語言,使用它可以很方便地寫出機器人系統的應用程序。RAPL 語言簡潔,命令完整,使用方便。它使用高效的内存優化代碼結構、交替式的命令標識符和功能强大的數學表達式。

6.4　機器人工具末端的偏置量設置

　　機器人缺省的末端點位于末端法蘭盤的中心,其坐標系的原點與該點重合,坐標軸的方向如圖 6.8 中所示的 x_0、y_0、z_0。在末端安裝了電磁手爪后,必須給出新的末端坐標系相對于缺省末端坐標系的偏置值。這一方面是對末端點速度控制的需要,另一方面也是爲了保證在執行類似"APPRO"、"DEPART"這樣的命令時,工具沿偏置坐標軸運動,從而實現較高的運動控制精度。

　　一旦設置了工具末端偏置值后,就要注意在每次開機運行程序控制機器人運動之前,必須先設置"OFFSET",使偏置值生效。否則,就很可能會發生碰撞事故。根據自制電磁手爪的結構尺寸和要求的末端坐標系(圖 6.8),對機器人末端工具偏置值設置如表 6.1 所示。

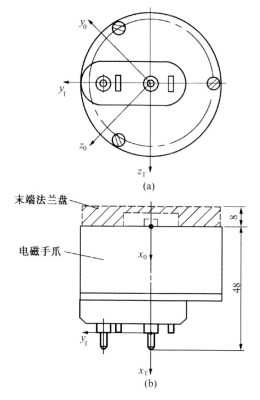

圖 6.8　機器人末端缺省坐標系和工具坐標系的關系

表 6.1　機器人末端工具偏置設置值

名稱	x	y	z	Yaw	Pitch	Roll
設置值	42 mm/25.3999 (1.65355in)	+ 000.000	+ 000.000	+ 000.000	+ 000.000	+ 045.000

6.5　電磁手爪和光敏燈的控制

C500 機器人控制櫃提供了兩個輸入輸出接口：一般用途輸入輸出接口（GPIO）和系統輸入輸出接口（SIO），它們的接頭位于 C500 控制櫃的后面板上。GPIO 共有 16 通道的輸入輸出，實現對外部硬件的控制。這些通道都可以由 C500 進行監視或者控制。

電磁手爪的開合和光敏燈的開合都是開關量，其中，電磁手爪的功率比較小,所以直接用 GPIO 的輸出通道控制,而光敏燈的功率比較大,而且是使用交流電源,因此,決定采用電磁繼電器控制。圖 6.9 是電磁手爪和光敏燈的控制原理圖。圖 6.10 是 C500 機器人控制櫃的一般用途輸入輸出接口(GPIO)。圖 6.11 是電磁手爪和光敏燈的控制接綫圖。

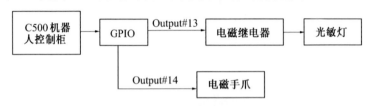

圖 6.9　電磁手爪和光敏燈的控制

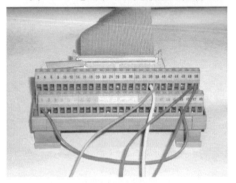

圖 6.10　C500 機器人控制櫃的一般用途輸入輸出接口(GPIO)

6.6　機器人軌迹規劃

6.6.1　機器人軌迹規劃的算法

軌迹規劃是指爲機器人操作機設計由初始點的位置和姿態運動到終止點的位置和姿態的路徑或者軌迹,同時要保證機器人在運動過程中,避開死點位置及不發生碰撞、干涉等,并盡可能獲得優化軌迹。軌迹規劃可以在工具坐標系或者關節坐標系下進行。通常可以把軌迹規劃器看做是一個獨立的處理單元,其輸入爲初始路徑,在操作機動力學約束和路徑約束的條件下,輸出理想的軌迹,其原理如圖 6.12 所示。

在工具坐標系下的軌迹規劃比較直觀,只需要規劃出末端執行器的起始點、終止點以及中間某些點的位置和姿態。關節坐標系下的規劃則不

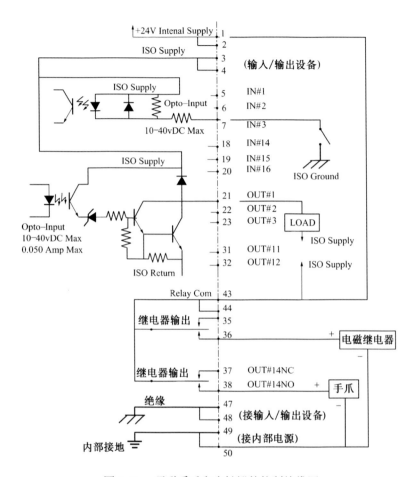

圖 6.11　電磁手爪和光敏燈的控制接綫圖

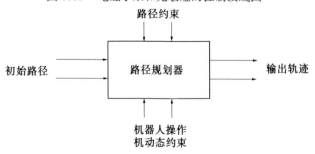

圖 6.12　機器人軌迹規劃器原理

直觀,需要解決操作機的運動學逆問題,因而比較復雜,但可以實現比較復雜的規劃。

對于全口義齒機器人制作系統,機器人操作機是首先抓取規則排列的過渡塊,然後以計算獲得的位置和姿態放置到排牙托盤中去。在規劃時,其起始點和終止點的位姿爲已知值,所以采用工具坐標系下的規劃比較方便。

描述全口義齒機器人制作系統中的操作機的運動時,主要目的是獲得操作機手部要達到的目標位置及通過空間路徑的形式。在工具坐標系下,存在如下的基本矩陣方程[71~75]

$$^{0}T_{6}{}^{6}T_{tool} = {}^{0}C_{base}(t)T_{obj} \qquad (6.27)$$

式中　　$^{0}T_{6}$——描述操作機手部相對于基座坐標系位置和姿態的 4×4 齊次變換矩陣;

$^{6}T_{tool}$——描述工具相對于手部坐標系位置和姿態的 4×4 齊次變換矩陣,它描述了受控制的工具端點的位姿;

$^{0}C_{base}(t)$——描述物體的工作坐標系相對于基座坐標系的 4×4 齊次變換矩陣時變函數。若工作坐標系與操作機基座坐標系相同,則它恒爲 4×4 單位矩陣;

T_{obj}——描述末端執行器(工具)相對于工作坐標系預定抓取物體的位置和姿態的 4×4 齊次變換矩陣。

由公式(6.27)可見,左邊的矩陣描述操作機抓取位置和姿態,右邊的矩陣描述了我們要讓操作機工具抓握物體特征部位的位置和姿態。因此,可以解出 $^{0}T_{6}$,它描述了以正確和預定的方式抓取物體時操作機應有的形態,即

$$^{0}T_{6} = {}^{0}C_{base}(t)T_{obj}[{}^{6}T_{tool}]^{-1} \qquad (6.28)$$

6.6.2　機器人實際排牙的軌迹規劃

如圖 6.13 所示,機器人實際排牙的規劃,關鍵是設置一個中間位姿 M,它既是抓取和放置過渡塊操作的軌迹中間點,也是整個抓放動作的基準點。在抓取操作時,手爪上的定位銷需要插入過渡塊的定位孔中,而定位塊在標準定位過渡塊陣列中是垂直放置,因此手爪在抓取過渡塊時,必須有一個垂直向下的運動。所以,在每個定位塊的抓取起始點的垂直上方(實際規劃設定爲 12.7 mm(0.5英寸))規定了起始上方點。機器人在抓取

過程中,從起始點到起始上方點,其手爪的姿態保持不變。定位過渡塊的目標點是位于排牙盛膠托盤内的光敏膠上,每個塊都有一個獨立的目標點。在放置操作時,同樣在目標點上方規定了目標上方點(實際規劃設定爲 20.32 mm(0.8 英寸))。手爪從目標上方點到目標點的運動過程中,其姿態不變。手爪的姿態調整是從起始上方點經過 M 中間點到達目標上方點時完成的。每個抓放定位塊的操作循環是:M 中間點 → 起始上方點 → 起始點(電磁手爪工作并短暫停留,實際設定爲 4 秒,以保證電磁手爪的穩定吸取) → 起始上方點 → M 中間點 → 目標上方點 → 目標點(光敏燈打開進行光照,實際設定爲 120 秒,以保證光敏膠的局部充分固化) → 目標上方點 → M 中間點。從起始上方點到起始點、從目標上方點到目標點之間的運動速度設定爲低速,其他段的運動速度設定爲中速。

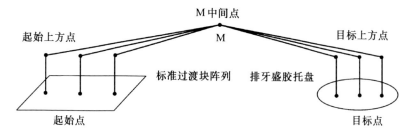

圖 6.13　機器人抓放定位塊的路徑規劃

6.7　機器人控制程序的編制

在 Robcomm 下的機器人的運動控制程序由源代碼文件(.txt)、變量文件(.var)和位姿文件(.loc)組成,這些文件統一用工作文件(.job)來管理。其中源代碼文件是主要文件,它包括了機器人運動過程的控制及軌迹規劃的實現,是采用 RAPL 語言編寫的。變量文件和位姿文件是輔助文件,變量文件中存放着源代碼文件所使用的一般變量及其初始值。位姿文件中存放的是位姿變量及其具體數值,每一個位姿變量的值由六個部分組成,包括三個位置量和三個姿態量。

本系統中的機器人控制程序包括如下文件:

（1）上牙牙列排放工作文件:dentu_up.job。

（2）下牙牙列排放工作文件:dentu_dn.job。

（3）排牙運動主程序文件:demon1.txt。

（4）排牙運動子程序文件：fromto.txt。

（5）變量文件：demon1.var。

（6）牙庫中定位塊的位姿文件：dentu1.loc。

（7）上牙牙列目標位姿文件：* up.loc。

（8）下牙牙列目標位姿文件：* dn.loc。

其中的 * up.loc和 * dn.loc（* 代表病歷編號）是排牙軟件生成的排牙位姿文件。

圖6.14是機器人排牙運動控制程序的主程序框圖。

圖6.15是抓放定位塊的子程序框圖。

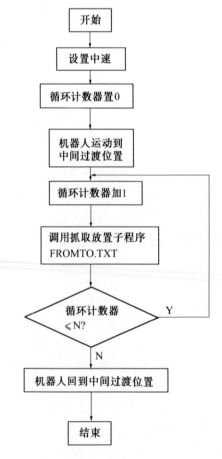

圖6.14　機器人排牙運動控制程序的主程序框圖

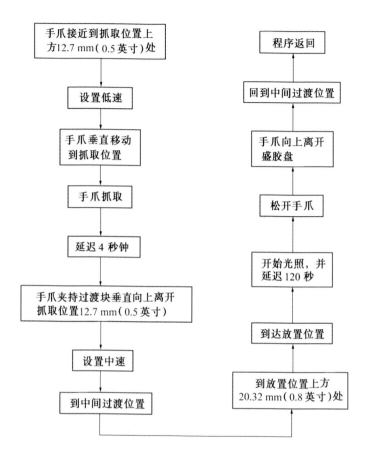

圖 6.15　機器人排牙運動抓放定位塊的子程序框圖

第 7 章　CRS 機器人系統的排牙實驗

7.1　排牙實驗的意義和患者頜弓參數的測量

整個機器人全口義齒制作系統建立起來之后,最終目的還是應用于臨床實際全口義齒的制作中,因此,就需要對其應用效果進行試驗。排牙是機器人系統的主要工作,所以,在本實驗中,主要進行了系統的排牙。實驗也是爲了發現系統中仍然存在的問題,在解決問題的過程中,使整個系統不斷完善,并最終實現産品化。

本實驗的主要內容是分別由機器人系統和手工制作出兩套全口義齒,并對結果進行分析比較。

爲了使實驗結果不失一般性,選取了一個形態比較有代表性的無牙頜。

患者姓名:王某某;性別:女;年齡:65。其無牙頜如圖 7.1 所示。

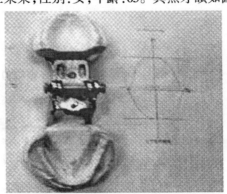

圖 7.1　實驗患者的無牙頜

經過測量,得出了該患者的無牙頜弓參數如下:上牙左側弧長爲 46.5 mm,上牙左側弓寬爲 26 mm,上牙右側弧長爲 45.5 mm,上牙右側弓寬爲 23.5 mm,上牙弓長爲 33.5 mm;下牙左側弧長爲 48.2 mm,下牙左側弓寬爲 29 mm,下牙右側弧長爲 46 mm,下牙右側弓寬爲 28 mm,下牙弓長爲 33 mm。

7.2　機器人系統制作牙列

　　根據第 6 章所叙述的排牙器排牙法的制作步驟進行排牙。將獲得的
患者無牙頜參數輸入三維交互式排牙軟件,首先生成的是患者的頜弓和
牙弓曲綫(圖 7.2)。醫生可以根據頜弓和牙弓的顯示效果,對曲綫的參
數作適當的調整。由于頜弓和牙弓曲綫采用的是比較成熟的冪函數的形
式,其參數也采用了經過統計計算的經驗值,所以,該曲綫的顯示一般情
況下是比較理想的。只有少數非常不規則的無牙頜,需要作微量的調整。

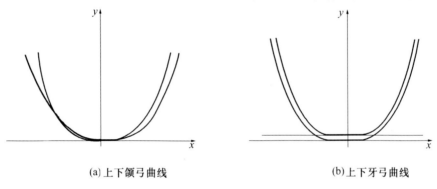

(a)上下頜弓曲线　　　　　　　　　　　　(b)上下牙弓曲线

圖 7.2　患者的頜弓和牙弓曲綫

　　牙弓和頜弓的顯示結果被醫生認可后,即進行排牙計算和三維模擬
排牙的顯示。軟件爲該患者所選的牙型號是 23。其排牙的三維顯示如
圖 7.3 所示。

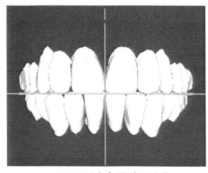
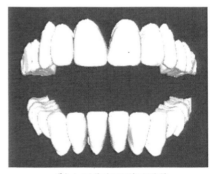

(a)上下咬合牙列正面观　　　　　　　　　　(b)上下分离牙列正面观

圖 7.3　排牙軟件的三維模擬顯示

　　三維排牙軟件所排的牙列采用了口腔醫生的專家經驗值,對于大多數的患者來説,該軟件具有普遍性和通用性,相當于經驗豐富的口腔醫生在給每位患者排牙。但是同樣對少數特殊的患者來説,可能這種經驗值并不理想。此時,醫生可以根據患者的實際情況和醫生自己的個人治療傾向,對牙的位置和姿態作一些適當的調整。該軟件提供了非常方便的人機交互操作,醫生可以直接對每一個牙進行調整,而且可以直觀地進行觀察。由于該患者比較典型,所以,專家排牙對她非常適用,醫生没有進行調整。

　　當三維顯示的排牙效果被醫生接受后,三維交互式排牙軟件即開始進行從牙到排定過渡塊的一系列坐標變换計算,直到生成排牙過渡塊的位姿參數值。這些值再傳遞給機器人控制程序,由機器人進行實際排定過渡塊的操作。圖 7.4 是機器人正在進行排牙操作的圖片。

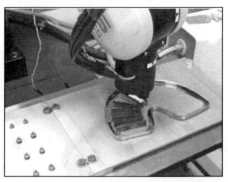

圖 7.4　機器人正在進行排牙操作

　　機器人完成定位過渡塊的排放后,再將排牙器插入該定位過渡塊的相應銷孔中,即獲得了與牙形狀共軛的牙模列。接下來只需要將人工牙插入這些牙模中,即可獲得該牙列,圖 7.5 所示就是該患者的上下牙列。

　　經過澆蠟固化,冷却后從排牙器中取出,就得到了一副獨立的牙列,如圖 7.6 所示。

7.3　手工制作牙列

　　手工制作全口義齒需要按照傳統的工藝,經過取印模、建立上下頜牙齒間的咬合關係、制作頜架等操作之后,進行排牙。北京大學口腔醫學院的醫生爲該患者排出了牙列,如圖 7.7 所示。

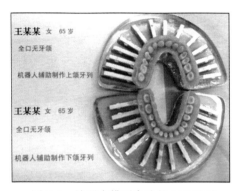

圖 7.5　機器人排列完成的上下牙列

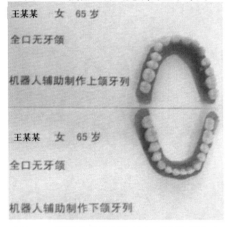

圖 7.6　機器人系統制作的上下頜義齒牙列

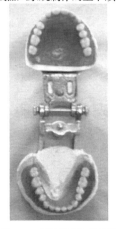

圖 7.7　手工制作的牙列

7.4　排牙實驗結果分析

　　從圖 7.6 機器人所排出的牙列來看,其各個牙外表面所形成的曲綫光滑清晰,牙間距離合適,各個牙的位置和姿態也比較好,與圖 7.7 所示手工所排出的牙列基本相同。圖 7.8 和圖 7.9 分別是機器人系統制作出的牙列和手工制作出的牙列的咬合狀態圖。可以看出,機器人所排上下牙列咬合狀態基本能够滿足要求。

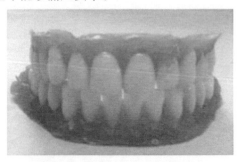

圖 7.8　系統制作牙列的咬合狀態

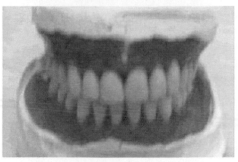

圖 7.9　手工制作牙列的咬合狀態

第 8 章　用微型多指靈巧手排牙

本章給出了基于 Motoman UP6 機器人排牙多指手排牙的實現方案，主要進行了排牙多指手的結構、抓取和仿真的研究。首先對多指手的結構形式進行了綜合分析，選用多目標函數優化法對多指手各結構參數進行優化計算。在所設計的排牙多指手優化結構基礎上，建立手指及整體運動學方程，并對正、反向運動學方程求解。進一步對單指結構進行分析，計算出單指靈巧手的工作空間，并利用 MATLAB 軟件對工作空間進行可視化模擬；然后對多指手的抓取方法進行分析，并深入研究了力封閉抓取方法，進行了實例計算；最后利用 UG 軟件對排牙多指手進行三維建模，并利用 ADAMS 模塊進行動力學仿真，可視化地驗證了排牙多指手排牙操作的可行性與準確性。

8.1　排牙多指手的結構參數優化設計

排牙多指手的結構選用有手掌，三個手指，每指包含三個轉動副。但該靈巧手還有一些具體結構尺寸有待確定，比如各關節的長度等，這些尺寸如何確定，怎樣可以讓靈巧手的結構性能達到最優，下面就來解決這些問題。

8.1.1　目標函數的建立

該靈巧手的一些具體結構參數主要包括：每指各關節長度 l_1、l_2、l_3，如圖 8.1 所示。

由于取每根手指的各關節長度對應相等，所以這里只要確定一個關節的 l_1、l_2、l_3 就可以了。

人手經過了幾十萬年的進化，經過了勞動和大自然優勝劣汰的優化選擇，可以說已經是最優結構了，而手指當中食指最靈活，人體平均食指長度為 $l_1 = 49.30$ mm，$l_2 = 30.30$ mm，$l_3 = 23.80$ mm[76]。

多指靈巧手的結構尺寸可以參考人類手指的長度比例，并根據使用場合作適當尺寸調整。下面將從人手結構尺寸出發，采用優化設計方法來確定三指靈巧手的具體尺寸。

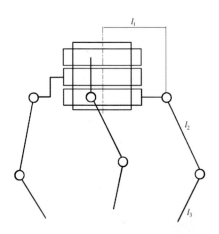

圖 8.1 多指靈巧手優化結構形式

目標函數的建立是整個優化設計的關鍵。對同一個優化問題,建立不同的目標函數會得到不同的優化結果。首先可以選用工作空間體積比(k_1)最大、位置奇异面密度比(k_2)最小和工作姿態(k_3)最佳作爲目標函數,對單指進行優化[77]

$$K = u_1 \frac{1}{k_1} + u_2 k_2 + u_3 \frac{1}{k_3} \tag{8.1}$$

考慮到手指各杆與工作空間的聯系,可以用最短的杆長之和實現最大的工作空間,故可以用結構長度系數 Q_L 作爲機器人操作機的結構參數優化的評價指標[78]

$$Q_L = L / \sqrt[3]{V} \tag{8.2}$$

式中　　L —— 各杆長度之和,mm,$L = \sum_{i=1}^{n} l_i (i = 1,2,3)$;

　　　　V —— 工作空間體積,mm³。

此外,還可以用操作能力指數 ω 作爲機器人多指靈巧手結構參數優化的評價指標[76]

$$\omega = \sqrt{\det[\boldsymbol{J}\boldsymbol{J}^{\mathrm{T}}]} \tag{8.3}$$

式中　　J —— 機器人操作機的雅可比矩陣。

綜上所述,通過采用多目標函數法,即將前述的目標函數中比較適合于此種情況的工作空間體積比 k_1、位置奇異面密度比 k_2、工作姿態最佳指標 k_3、結構長度系數 Q_L 和操作能力指數 ω 加權后的綜合目標函數作爲手指優化的目標函數,即

$$\min F = \min\{u_1 \frac{1}{k_1} + u_2 k_2 + u_3 \frac{1}{k_3} + u_4 Q_L + u_5 \frac{1}{\omega}\} \qquad (8.4)$$

式中　　k_1——工作空間體積比,$k_1 = V/V_0$,V 爲手指工作空間體積,V_0

爲手指工作空間最大體積,$V_0 = \frac{4}{3}\pi(l_1 + l_2 + l_3)^3$;

k_2——位置奇異面密度比,$k_2 = S/S_0$,S 爲手指機構位置奇異面的面積,S_0 爲手指機構位置奇異面的最大面積,$S_0 = 8\pi(l_1 + l_2 + l_3)^2$;

k_3——工作姿態最佳指標,$k_3 = \frac{1}{V_0} \iiint m \mathrm{d}\theta_1 \mathrm{d}\theta_2 \mathrm{d}\theta_3 = k_1$;

$u_i(i = 1 \sim 5)$——加權因子。

8.1.2　各目標函數的實現

1.工作空間的體積

工作空間體積 V 可以由直角坐標系變換成轉角廣義坐標系表示

$$V = \iiint_{\Omega} \mathrm{d}x\mathrm{d}y\mathrm{d}z = \iiint_{\Omega} |\det(J)| \mathrm{d}\theta_1 \mathrm{d}\theta_2 \mathrm{d}\theta_3 \qquad (8.5)$$

由式(8.5)可以求出體積,但是比較復雜。本文采用解析幾何求旋轉體體積的方法來計算手指的工作空間體積[79],即

$$V = 2\pi RA \qquad (8.6)$$

式中　　R——平面圖形形心到旋轉軸的距離,mm;

A——所旋轉的圖形的面積,mm^2。

根據 l_1、l_2、l_3 之間的幾何關系,可以形成 3 種旋轉面如圖 8.2 所示,圖 8.2 (a)、(b) 和(c)分別爲在 $l_1 > l_2 + l_3$、$|l_2 - l_3| < l_1 < l_2 + l_3$ 和 $0 < l_1 < |l_2 - l_3|$ 情況下的工作空間截面圖[80,81]。

根據圖 8.2,按式(8.6)分別求手指工作空間。

圖 8.2(a)（$l_1 > l_2 + l_3$）

$$V = 8\pi^2 l_1 l_2 l_3 \qquad (8.7)$$

圖 8.2(b)（$|l_2 - l_3| < l_1 < l_2 + l_3$）

$$V = 8\pi^2 l_1 l_2 l_3 + 2\pi l_1 [l_1 \sqrt{(l_2 + l_3)^2 - l_1^2} - (l_2 + l_3)^2 \arccos(\frac{l_1}{l_2 + l_3})] + $$

$$\frac{4}{3}\pi[(l_2 + l_3)^2 - l_1^2\sqrt{(l_2 + l_3)^2 - l_1^2}] \tag{8.8}$$

圖 8.2(c)$(0 < l_1 < | l_2 - l_3 |)$

$$V = 8\pi^2 l_1 l_2 l_3 + 2\pi l_1\{[(l_2 - l_3)^2 \cdot \arccos(\frac{l_1}{| l_2 - l_3 |}) -$$

$$l_1\sqrt{(l_2 - l_3)^2 - l_1^2}] - [(l_2 + l_3)^2 \cdot \arccos(\frac{l_1}{l_2 + l_3}) -$$

$$l_1\sqrt{(l_2 + l_3)^2 - l_1^2}]\} + \frac{4}{3}\pi\{[(l_2 + l_3)^2 - l_1^2] \cdot$$

$$\sqrt{(l_2 + l_3)^2 - l_1^2} - [(l_2 - l_3)^2 - l_1^2] \cdot \sqrt{(l_2 - l_3)^2 - l_1^2}\} \tag{8.9}$$

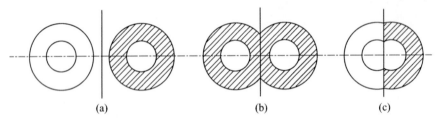

(a)　　　　　　　　(b)　　　　　(c)

圖 8.2　工作空間截面圖

2.位置奇异面面積

采用解析幾何旋轉曲面的方法計算手指機構的位置奇异面面積,其計算公式爲

$$S = 2\pi R l \tag{8.10}$$

式中　　R—— 該曲綫形心到旋轉軸的距離,mm;

　　　　l—— 所旋轉的曲綫長度,mm。

根據圖 8.2 分別求三種情况的奇异面積:

圖 8.2(a)$(l_1 > l_2 + l_3)$

$$S = 4\pi^2 l_1[(l_2 + l_3) + | l_2 - l_3 |] \tag{8.11}$$

圖 8.2(b)$| l_2 - l_3 | \leqslant l_1 \leqslant l_2 + l_3$

$$S = S_1 + S_2 \tag{8.12}$$

式中

$$S_1 = 4\pi^2 l_1(l_2 + l_3) - 4\pi l_1(l_2 + l_3)\arccos(\frac{l_1}{l_2 + l_3}) +$$

$$4\pi(l_2 + l_3)\sqrt{(l_2 + l_3)^2 - l_1^2}$$

$$S_2 = 4\pi^2 l_1 \mid l_2 - l_3 \mid \tag{8.13}$$

圖 8.2(c)$(0 < l_1 < \mid l_2 - l_3 \mid)$

$$S = S_1 + S_2$$

式中

$$S_1 = 4\pi^2 l_1 (l_2 + l_3) - 4\pi l_1 (l_2 + l_3) \arccos(\frac{l_1}{l_2 + l_3}) +$$

$$4\pi (l_2 + l_3) \sqrt{(l_2 + l_3)^2 - l_1^2}$$

$$S_2 = 4\pi^2 l_1 \cdot \mid l_2 - l_3 \mid - 4\pi l_1 \cdot \mid l_2 - l_3 \mid \arccos(\frac{l_1}{\mid l_2 - l_3 \mid}) +$$

$$4\pi \mid l_2 - l_3 \mid \cdot \sqrt{(l_2 - l_3)^2 - l_1^2} \tag{8.14}$$

3. 工作姿態最佳指標

將 k_3 定義爲[82]

$$k_3 = \frac{1}{V_0} \iiint_{\Omega} m \mathrm{d}\theta_1 \mathrm{d}\theta_2 \mathrm{d}\theta_3 \tag{8.15}$$

式中　　Ω——關節坐標系的積分域；

　　m——姿態參數，$m = \sqrt{\det(J \cdot J^{\mathrm{T}})}$。

在各向同性點前提下，J 爲正交陣，故有

$$m = \parallel \det(J) \parallel \tag{8.16}$$

$$k_3 = k_1 \tag{8.17}$$

4. Jacobian 矩陣 J 的建立

雅可比矩陣是聯結手部在基礎坐標中的速度 $\dot{P}$ 與關節速度 $\dot{Q}$ 間關系的紐帶，即

$$\dot{P} = J \dot{Q} \tag{8.18}$$

由于靈巧手手指的關節運動副均爲旋轉副，所以上式可寫爲

$$\dot{P} = J \dot{\theta} \tag{8.19}$$

其展開式爲

$$J = \frac{\partial P}{\partial \theta} = \begin{bmatrix} \dfrac{\partial p_1}{\partial \theta_1} & \cdots & \dfrac{\partial p_1}{\partial \theta_n} \\ \vdots & & \vdots \\ \dfrac{\partial p_6}{\partial \theta_1} & \cdots & \dfrac{\partial p_6}{\partial \theta_n} \end{bmatrix} \tag{8.20}$$

靈巧手在基礎坐標中的位置和姿態 P（詳細過程見 8.2.1 節）爲

$$P = \begin{bmatrix} x \\ y \\ z \end{bmatrix} = \begin{bmatrix} l_3\cos\theta_1\cos(\theta_2+\theta_3) + l_2\cos\theta_1\cos\theta_2 + l_1\cos\theta_1 \\ l_3\sin\theta_1\cos(\theta_2+\theta_3) + l_2\sin\theta_1\cos\theta_2 + l_1\sin\theta_1 \\ -l_3\sin(\theta_2+\theta_3) - l_2\sin\theta_2 \end{bmatrix}$$

$$(8.21)$$

所以有

$$J = \begin{bmatrix} -s_1(l_3c_{2+3} + l_2c_2 + l_1) & -l_3c_1s_{2+3} - l_2c_1s_2 & -l_3c_1s_{2+3} \\ c_1(l_3c_{2+3} + l_2c_2 + l_1) & -l_3s_1s_{2+3} - l_2s_1s_2 & -l_3s_1s_{2+3} \\ 0 & -l_3c_{2+3} - l_2c_2 & -l_3c_{2+3} \end{bmatrix}$$

$$(8.22)$$

式中　　s_i——$\sin\theta_i$；

c_i——$\cos\theta_i$；

s_{2+3}——$\sin(\theta_2+\theta_3)$；

c_{2+3}——$\cos(\theta_2+\theta_3)$。

8.1.3　約束條件的建立及計算結果

參考人手的長度,取各杆長度範圍為

$$\begin{cases} 25 \leqslant l_1 \leqslant 40 \\ 25 \leqslant l_2 \leqslant 60 \\ 25 \leqslant l_3 \leqslant 50 \end{cases} \quad (8.23)$$

假設抓取物體半徑為 r,實際是三個手指抓取的,但為了簡便只畫兩指(圖 8.3),應存在如下尺寸關系式

$$l_1 = l_2\sin\alpha_1 + l_3\sin(\alpha_1 + \alpha_2) + r \quad (8.24)$$

抓取時手指的各關節轉動以及各關節的屈伸能力都是有限的,大都在 90° 左右。對于機械靈巧手,其末關節即 α_2 在 30° ～ 60° 範圍内的時候,對目標物體施加的力矩最有效,抓取最可靠。最佳靈巧區 α_1 的範圍在 – 10° ～ 30° 之間。

可得到 l_1 的範圍為

$$l_2\sin(-10°) + l_3\sin30° + r \leqslant l_1 \leqslant l_2\sin30° + l_3\sin(30° + 60°) + r$$

$$(8.25)$$

將靈巧手在工作空間内條件數等于 1 的點定義為各向同性點,這些

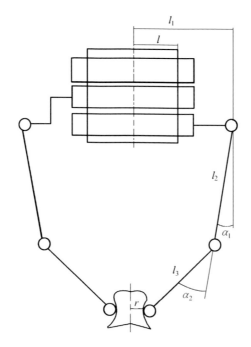

圖 8.3　手指側面夾取物體

點的集合是一條曲綫,稱爲各向同性點曲綫。手指工作在各向同性點上時,指端力的相對誤差不大于節點扭矩的相對誤差。因此從相對誤差的角度來看,工作空間内的各向同性點是手指工作性能最佳點。即便是工作空間中不存在各向同性點,也應使手指在條件數盡可能小處工作,提高其工作性能。

手指工作在各向同性點上時雅可比矩陣 $\boldsymbol{J}$ 爲正交陣,即

$$\boldsymbol{J} = \begin{bmatrix} \partial x/\partial\theta_1 & \partial x/\partial\theta_2 & \partial x/\partial\theta_3 \\ \partial y/\partial\theta_1 & \partial y/\partial\theta_2 & \partial y/\partial\theta_3 \\ \partial z/\partial\theta_1 & \partial z/\partial\theta_2 & \partial z/\partial\theta_3 \end{bmatrix} \tag{8.26}$$

$\boldsymbol{J}$ 正交的條件爲

$$\begin{cases} (\partial x/\partial\theta_1)^2 + (\partial y/\partial\theta_1)^2 + (\partial z/\partial\theta_1)^2 = 1 \\ (\partial x/\partial\theta_2)^2 + (\partial y/\partial\theta_2)^2 + (\partial z/\partial\theta_2)^2 = 1 \\ (\partial x/\partial\theta_3)^2 + (\partial y/\partial\theta_3)^2 + (\partial z/\partial\theta_3)^2 = 1 \\ (\partial x/\partial\theta_1)(\partial x/\partial\theta_2) + (\partial y/\partial\theta_1)(\partial y/\partial\theta_2) + (\partial z/\partial\theta_1)(\partial z/\partial\theta_2) = 0 \\ (\partial x/\partial\theta_1)(\partial x/\partial\theta_3) + (\partial y/\partial\theta_1)(\partial y/\partial\theta_3) + (\partial z/\partial\theta_1)(\partial z/\partial\theta_3) = 0 \\ (\partial x/\partial\theta_2)(\partial x/\partial\theta_3) + (\partial y/\partial\theta_2)(\partial y/\partial\theta_3) + (\partial z/\partial\theta_2)(\partial z/\partial\theta_3) = 0 \end{cases}$$
$$(8.27)$$

將式(8.21)代入式(8.27)化簡得

$$\begin{cases} l_1 = 1 - \sin(\theta_2 \pm 45°) \\ l_2 = \sqrt{2} \\ l_3 = 1 \\ \theta_3 = \pm 135° \\ \theta_1 \text{ 爲任意值} \end{cases}$$
$$(8.28)$$

因此,手指在工作空間内存在各向同性點曲綫的充要條件爲

$$\begin{cases} 0 \leqslant l_1 \leqslant 2l_3 \\ l_2 = \sqrt{2}l_3 \end{cases}$$
$$(8.29)$$

采用統一目標法中的綫性加權和法(又稱綫性組合法)[83],即

$$\min_{x\in D} F(x) = \min_{x\in D}\Big\{ \sum_{i=1}^{l} u_i f_i(x) \Big\}$$
$$(8.30)$$

式中　　$u_i = 1/f_i^* \ (i = 1,2,\cdots,l);$

　　　　$f_i^* = \min_{x\in D} f_i(x)(i = 1,2,\cdots,l)。$

此方法適用于需同時考慮所有目標或目標在整個問題中有同等重要程度的場合。而其各目標函數則采用内點懲罰函數法進行計算。用 VC++ 語言編制了優化程序,在微機上進行了優化計算,最后計算得出的結果爲 $l_1 = 25.06$ mm, $l_2 = 49.53$ mm, $l_3 = 35.07$ mm。

優化計算程序流程框圖如圖 8.4 所示。

優化結果與人手的實際尺寸十分接近,可見該結果還是比較理想的。證明靈巧手指的結構是合理的。

根據以上結論,結合人手的理想尺寸和所研究靈巧手的具體應用場合,手指關節尺寸參數定爲: $l_1 = 25$ mm, $l_2 = 50$ mm, $l_3 = 35$ mm,根據實際情况,取 $r = 15$ mm。

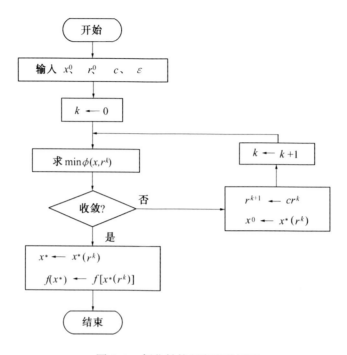

圖 8.4　優化計算程序流程框圖

8.2　排牙多指手的運動學分析和工作空間

　　對一給定的機器人,已知杆件幾何參數和關節變量,確定末端執行器相對于給定坐標系的位置和姿態,反過來,給定末端執行器相對于世界坐標系的位置和姿態,確定各關節變量的大小,均屬于機器人的運動學問題;各關節變量在約束下變化,末端可以達到什麼範圍,即是機器人的工作空間。

8.2.1　三指靈巧手運動學分析

　　對控制電動機來説,給定各關節角度指令就能驅動電動機轉動到所要求的角度。但在實際操作中,感興趣的是手指到達的位置,所以需要建立手指指尖位置和各關節角度的關系,即建立運動學模型。機器人運動學可分爲正向運動學和逆向運動學。已知手指各關節角度求指尖在基礎坐標系中的位置稱爲正向運動學,反之由已知的指尖廣義位置求此時手指的各關節角度則爲逆向運動學。

1. 三指位姿方程的正向解

機器人運動學正問題是已知機器人各關節、各連杆參數及各關節變量,求機器人手端在基礎坐標系中的位置和姿態。單指機構是三指靈巧手系統的重要組成部分,由于本靈巧手各指的機構參數完全一樣,對單指機構位姿方程正向解的分析研究同樣適用于其余各指。

確定和建立每個坐標系應依據下面 3 條規則[84]:

(1) z_{i-1} 軸沿着第 i 關節的運動軸。

(2) x_i 軸垂直于 z_{i-1} 軸和 z_i 軸,并指向離開 z_{i-1} 軸的方向。

(3) y_i 軸按右手坐標系的要求確定。

根據上述規則建立 D – H 坐標系,如圖 8.5 所示。

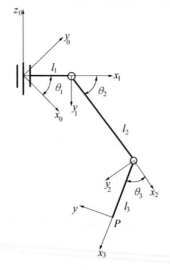

圖 8.5　單個手指的 D – H 坐標

根據 D – H 坐標,繪制單個手指連杆及關節參數,如表 8.1 所示。

表 8.1　單個手指連杆及關節參數

關節 i	θ_i	d_i	α_i	a_i
1	θ_1	0	$-90°$	l_1
2	θ_2	0	0	l_2
3	θ_3	0	0	l_3

注:θ_i——繞 z_{i-1} 軸由 x_{i-1} 軸(右手規則) 轉向 x_i 軸的關節角;

d_i——從第 $i-1$ 坐標系的原點到 z_{i-1} 軸和 x_i 軸的交點沿 z_{i-1} 軸的距離;

a_i——從 z_{i-1} 軸和 x_i 軸的交點到第 i 坐標系原點沿 x_i 軸的偏置距離(或者説是 z_{i-1} 和 z_i 兩軸間的最小距離);

α_i——繞 x_i 軸(右手規則) 由 z_{i-1} 軸轉向 z_i 軸的偏角。

第 i 杆的變換矩陣 $^{i-1}A_i$ 爲

$$
^{i-1}A_i = \begin{bmatrix} c\theta_i & -c\alpha_i s\theta_i & s\alpha_i s\theta_i & a_i c\theta_i \\ s\theta_i & c\alpha_i c\theta_i & -s\alpha_i c\theta_i & a_i s\theta_i \\ 0 & s\alpha_i & c\alpha_i & d_i \\ 0 & 0 & 0 & 1 \end{bmatrix} \tag{8.31}
$$

可以得出各杆間的變換矩陣

$$
^0A_1 = \begin{bmatrix} c\theta_1 & -c\alpha_1 s\theta_1 & s\alpha_1 s\theta_1 & l_1 c\theta_1 \\ s\theta_1 & c\alpha_1 c\theta_1 & -s\alpha_1 c\theta_1 & l_1 s\theta_1 \\ 0 & s\alpha_1 & c\alpha_1 & 0 \\ 0 & 0 & 0 & 1 \end{bmatrix}
$$

$$
^1A_2 = \begin{bmatrix} c\theta_2 & -c\alpha_2 s\theta_2 & s\alpha_2 s\theta_2 & l_2 c\theta_2 \\ s\theta_2 & c\alpha_2 s\theta_2 & -s\alpha_2 c\theta_2 & l_2 s\theta_2 \\ 0 & s\alpha_2 & c\alpha_2 & 0 \\ 0 & 0 & 0 & 1 \end{bmatrix}
$$

$$
^2A_3 = \begin{bmatrix} c\theta_3 & -c\alpha_3 s\theta_3 & s\alpha_3 s\theta_3 & l_3 c\theta_3 \\ s\theta_3 & c\alpha_3 s\theta_3 & -s\alpha_3 c\theta_3 & l_3 s\theta_3 \\ 0 & s\alpha_3 & c\alpha_3 & 0 \\ 0 & 0 & 0 & 1 \end{bmatrix} \tag{8.32}
$$

式中　　$s\theta_i$——$\sin\theta_i$;

$c\theta_i$——$\cos\theta_i$;

$s\alpha_i$——$\sin\alpha_i$;

$c\alpha_i$——$\cos\alpha_i$。

指端點 P 在基礎系中的位置齊次坐標爲

$$
T = {}^0A_1 {}^1A_2 {}^2A_3 = \begin{bmatrix} n & o & a & P \\ 0 & 0 & 0 & 1 \end{bmatrix} =
$$

$$
\begin{bmatrix} c\theta_1 c\theta_{23} & -c\theta_1 s\theta_{23} & -s\theta_1 & l_3 c\theta_1 c\theta_{23} + l_2 c\theta_1 c\theta_2 + l_1 c\theta_1 \\ s\theta_1 c\theta_{23} & -s\theta_1 s\theta_{23} & c\theta_1 & l_3 s\theta_1 c\theta_{23} + l_2 s\theta_1 c\theta_2 + l_1 s\theta_1 \\ -s\theta_{23} & -c\theta_{23} & 0 & -l_3 s\theta_{23} - l_2 s\theta_2 \\ 0 & 0 & 0 & 1 \end{bmatrix} \tag{8.33}
$$

則

$$P = \begin{bmatrix} P_x \\ P_y \\ P_z \end{bmatrix} = \begin{bmatrix} l_3 c\theta_1 c\theta_{23} + l_2 c\theta_1 c\theta_2 + l_1 c\theta_1 \\ l_3 s\theta_1 c\theta_{23} + l_2 s\theta_1 c\theta_2 + l_1 s\theta_1 \\ - l_3 s\theta_{23} - l_2 s\theta_2 \end{bmatrix} \qquad (8.34)$$

式中　　$s\theta_{23}$——$\sin(\theta_2 + \theta_3)$;

　　　　$c\theta_{23}$——$\cos(\theta_2 + \theta_3)$。

2. 三指位姿方程的逆向解

在編制機器人控制程序時,總是在世界坐標系中來指定機械手末端工具的位置和姿態。爲使機械手末端工具到達指定位置并具有指定姿態,必須驅動機器人各關節由當前位置到達與末端工具位姿相應的位置,這是逆問題。

機器人操作臂運動學逆解方法可以分爲兩類:封閉解法和數值解法。所謂封閉解法就是利用幾何或代數的統一性,求解運動學逆解問題所對應的非綫性代數方程。而數值解法則是通過給定運動學正解映射和一個期望的位形,求解角度未知量。在求解逆解時,總是力求得到封閉解。因爲封閉解法可以快速高效地計算出給定末端執行器位形所對應的關節轉角,便于實時控制。而大多數工業機器人也都具有封閉解。

操作臂的運動學封閉解可通過兩種途徑獲得:代數解和幾何解。在這里,鑒于本課題的靈巧手的運動關節都是旋轉副的特性,選擇用幾何解法。其計算相對簡單,而且易于理解。

由于本靈巧手各手指結構完全一樣,所以在此只進行單指的逆運算,其結果可以類推到其他各指。

單指手抓取示意圖如圖8.6所示,根據圖8.5的單個手指坐標系及三角形相似和余弦定理可得

$$\begin{cases} \theta_1 = \arctan(P_{ix}/P_{iy}) \\ \theta_2 = \alpha - \beta \\ \theta_3 = \pi - \gamma \end{cases} \qquad (8.35)$$

式中　　$\alpha = \arcsin(P_{iz}/H)$;

　　　　$\beta = \arccos((H^2 + l_2^2 - l_3^2)/2Hl_2)$;

$$\gamma = \arccos((l_2^2 + l_3^2 - H^2)/2l_2l_3);$$

$$H = \sqrt{(P_{ix} - l_1\cos\theta_1)^2 + (P_{iy} - l_1\sin\theta_1)^2 + P_{iz}^2};$$

l_1、l_2、l_3—— 各關節長度。

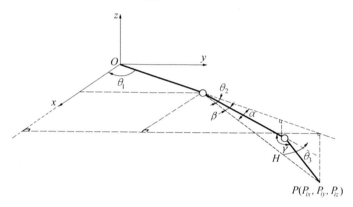

圖 8.6　單指手抓取示意圖

8.2.2　三指靈巧手的工作空間

　　工作空間是機械手(臂)在滿足關節約束條件下,末端執行器所能達到的位形的集合。當對機器人所執行的任務進行規劃時,操作器的所有預期運動必須位於工作空間之內。總的來說,工作空間可以分爲位置空間和姿態空間,分別是機械手(臂)在滿足關節約束條件下末端執行器所能達到的位置和姿態的集合。

　　機器人機構的工作空間是指其在運動過程中,機器人末端所能達到的位置和姿態的範圍。它是一個與機器人機構的關節運動副類型、構件尺寸、安裝方位及動作範圍、運動副、驅動裝置等因素有關的幾何形體。它代表了機器人的活動範圍,是衡量機器人工作能力的一項重要運動學指標。

　　手指各關節參數:$l_1 = 25$ mm, $l_2 = 50$ mm, $l_3 = 35$ mm。從手指工作空間各向同性點出發,初定手指各關節轉動範圍爲

$$\begin{cases} -\pi \leqslant \theta_1 \leqslant \pi \\ 0 \leqslant \theta_2 \leqslant \dfrac{3}{4}\pi \\ 0 \leqslant \theta_3 \leqslant \dfrac{3}{4}\pi \end{cases} \qquad (8.36)$$

由于本靈巧手在 $x_1 - y_1$ 平面内的工作空間可抽象爲由杆 l_2 和 l_3 組成的雙杆機械手,所以相當于求雙杆機械手工作空間。

如圖 8.7 所示,中間關節 O_1A 長 l_2、與 x 軸夾角爲 θ_2,末端關節 AB 長 l_3、與 O_1A 的夾角爲 θ_3,則靈巧手指末端 B 坐標爲

$$\begin{cases} x_1 = l_2\cos\theta_2 + l_3\cos(\theta_2 + \theta_3) \\ y_1 = l_2\sin\theta_2 + l_3\sin(\theta_2 + \theta_3) \end{cases} \tag{8.37}$$

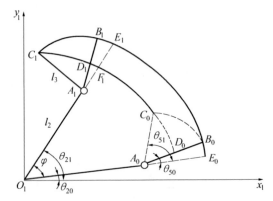

圖 8.7 雙杆靈巧手工作空間

設中、末關節旋轉界限角分別爲 θ_{i0}、$\theta_{i1}(i = 2, 3)$,以 O_1 爲圓心,分別以 OB_0、OC_0 爲半徑畫 φ 弧度的圓弧 B_0B_1、C_0C_1。末端 B 工作範圍爲圓弧 B_0B_1、B_1C_1、C_1C_0、C_0B_0 所包圍的面積 S。將弧 B_1B_0、C_1C_0 延長至 O_1A 延長綫交于 E_0、F_0。由幾何關系可得 $A_0B_0C_0$ 與 $A_1B_1C_1$、$A_0C_0D_0$ 與 $A_1C_1D_1$、$A_0B_0E_0$ 與 $A_1B_1E_1$、$A_0D_0F_0$ 與 $A_1D_1F_1$ 面積分別相等,故得到 $B_0C_0D_0$ 與 $B_1C_1D_1$、$B_0D_0F_0E_0$ 與 $B_1D_1F_1E_1$ 面積分別相等,即 $B_0C_0F_0E_0$ 與 $B_1C_1F_1E_1$ 面積相等,進而得到 $B_0C_0C_1B_1$ 與 $E_0F_0F_1E_1$ 面積相等,故靈巧手工作空間面積爲

$$S = \frac{1}{2} \mid \theta_{21} - \theta_{20} \mid (O_1B_0^2 - O_1C_0^2) =$$

$$\varphi \mid \cos\theta_{30} - \cos\theta_{31} \mid l_2l_3 \tag{8.38}$$

用 MATLAB 軟件繪制其工作空間,如圖 8.8 所示。

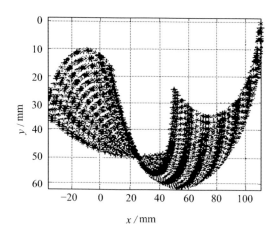

圖 8.8　單指工作空間

8.3　排牙多指手的抓取規劃

實驗表明多指手確實擴展了工業機械手的性能,能適應各種形狀和要求的抓取,但同時也證明多指手的控制和規劃十分復雜。規劃方法成了這類機械手研究的熱點內容。二十多年來人們對這種機械手的設計、分析、規劃和控制等相關問題的認識不斷加深,關于多指抓取的描述以及操縱過程的刻畫、抓取規劃方法、控制策略、觸覺傳感等方面的研究,取得了很大的進步。抓取規劃問題是指確定物體與手指間的一系列接觸位置。當接觸處的操作力沿外法矢方向時,接觸需要抓持機構向物體施加內力才能維持,這就涉及抓取的封閉性問題。下面主要從抓取的力封閉方面對排牙多指手的抓取規劃進行研究。

8.3.1　抓取模式的分類

對于多指手抓取模式的研究,都是以人手作爲基礎,以人手的抓取模式進行機器人抓取模式的分類,再應用于多指手。而事實上,人手和目前已經制造出來的機器人多指手在結構上及抓取和操作的能力上都存在非常大的差別,即使一些仿人靈巧手,這種差別也是顯而易見的。人手的骨骼、肌肉、表皮的彈性、相互間的連接特性及表面和物體之間的摩擦性質,以及人類手指表面的結構幾何形狀也是目前技術所無法完全模擬的,因此,在結構上完全和人手一樣的多指靈巧手現在還無法制造出來。爲了便于制造和控制,已制造出來的多指手都經過了簡化或變形,或手指數目不是5個,或各手指關節數不是4個,或没有手掌,這些多指手在結構上都與人手有較大的差別。所以,機器人多指手以人手的抓取模式作爲抓取模式就存在較大的誤差,有必要針對機械結構的多指手進行抓取模式的重新分類,以便于多指手的實際應用。

1. G. Bekey 和 A. Meghari 等提出的六種分類

G. Bekey 和 A. Meghdari 等將人類手指對任意物體的抓取模式分爲六種[85],如圖8.9所示。

(a) 强力抓取(Power Grasp)

(b) 精密捏(Tip or Precision Pinch)

(c) 鈎握(Hook Grip)

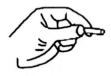

(d)捏 (Pulp Pinch)

(e) 球面抓握(Spherical Grasp)

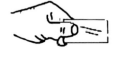

(f) 側捏(Lateral Pinch)

圖 8.9　人類手指抓取的六種分類模式

(1) 强力抓取(Power Grasp)　拇指和其他手指相對完全彎曲以增大握力,例如握錘子;

(2) 精密捏(Tip or Precision Pinch)　拇指和食指的指甲尖碰到一起,完成捏持,比如從平面上拿起一根針;

(3) 鈎握(Hook Grip)　除了拇指之外的所有手指的最後兩個關節全部彎曲實現抓持,比如拎箱子;

(4) 捏(Pulp Pinch)　拇指和食指的內側相對,夾持物體,例如捏持玻璃片;

(5) 球面抓握(Spherical Grasp)　全部手指彎曲完成抓握,比如抓持一個球體;

(6) 側捏(Lateral Pinch)　拇指的內側與食指的邊側相對,比如轉動鑰匙。

2.Stansfield S.A.**提出的三種分類**

Stansfield S.A.把抓取分爲如下三種基本模式[86]。

（1）包裹抓取（Wrap）　抓取中，手指彎曲包圍住物體；

（2）握（Grip）　抓取中，由手指尖接觸物體，但虛擬指數爲3；

（3）捏（Pinch）　抓取中，由手指尖接觸物體，但虛擬指數一般爲2。

3.Thea Iberall **提出的五種分類**

Thea Iberall 對人類手指抓取模式的研究工作進行了總結，提出了比較全面的抓取模式的分類，共分爲五大類，并對每大類進行了細分[87]。

（1）手掌接觸抓取（Palm Opposition Grasping）

a.抓取球；b.開拳抓取圓柱體；c.閉拳抓取圓柱體；d.斜對手掌抓取。

（2）手指內側接觸抓取（Pad Opposition Grasping）

a.端部兩指捏；b.夾；c.指尖捏；d.三指夾；e.五指開式捏；f.延伸抓取；g.端部抓取；h.兩指捏球；i.四指捏球；j.兩指捏圓柱體。

（3）手指側面接觸抓取（Side Opposition Grasping）

a.側捏；b.側夾。

（4）虛擬指抓取（Virtual Finger Grasping）

a.指尖接觸；b.平貼鈎握。

（5）混合抓取（Combined Grasping）

a.具有內側接觸拇指的圓柱抓取（手掌接觸抓取與手指內側接觸抓取的混合）；b.強力抓取（手掌接觸抓取與手指內側接觸抓取的混合）；c.定向抓取（手掌接觸抓取與虛擬指抓取的混合）；d.握筆抓取（手指內側接觸抓取與手指側面接觸抓取的混合）。

8.3.2　常見的接觸模型

手指指尖與物體之間的接觸形式一般有：無摩擦點接觸、有摩擦點接觸及軟指接觸，如表8.2所示。無摩擦點接觸和有摩擦點接觸屬于無形變接觸，無摩擦點接觸雖然在實際情況中并不存在，但對于手指與物體間的摩擦較小時，可近似看做無摩擦點接觸，由于無摩擦點接觸只能施加法向力，因此對物體的操作不能依靠摩擦力；軟指接觸是人手與物體最主要的接觸形式，不僅可以在關于表面法綫的圓錐內施加力，而且可相對于法綫施加力矩。但目前人造多指手的外表面大多是剛性材料，不能實現像人手一樣的軟指接觸，且對于軟指接觸力的分析較復雜。本書中的排牙多指手采用庫侖摩擦模型的有摩擦點接觸模式。

當指尖與物體間爲無摩擦點接觸時，其力 F_{ci} 可表示爲

$$F_{ci} = \begin{bmatrix} 0 \\ 0 \\ 1 \\ 0 \\ 0 \\ 0 \end{bmatrix} f_{ci}, \qquad f_{ci} \geqslant 0 \qquad (8.39)$$

式中　　f_{ci}——手指施加于法綫方向的力幅，$f_{ci} \in \mathbf{R}$。

　　f_{ci} 應保證爲正，以確定這種力是壓力而不是拉力。

表 8.2　常見接觸類型

接觸類型	圖　　解	力螺旋基	FC
無摩擦點接觸		$\begin{bmatrix} 0 \\ 0 \\ 1 \\ 0 \\ 0 \\ 0 \end{bmatrix}$	$f_1 \geqslant 0$
有摩擦點接觸		$\begin{bmatrix} 1 & 0 & 0 \\ 0 & 1 & 0 \\ 0 & 0 & 1 \\ 0 & 0 & 0 \\ 0 & 0 & 0 \\ 0 & 0 & 0 \end{bmatrix}$	$\sqrt{f_1^2 + f_2^2} \leqslant \mu f_3$ $f_3 \geqslant 0$
軟指接觸		$\begin{bmatrix} 1 & 0 & 0 & 0 \\ 0 & 1 & 0 & 0 \\ 0 & 0 & 1 & 0 \\ 0 & 0 & 0 & 0 \\ 0 & 0 & 0 & 0 \\ 0 & 0 & 0 & 1 \end{bmatrix}$	$\sqrt{f_1^2 + f_2^2} \leqslant \mu f_3$ $f_3 \geqslant 0$ $\gamma f_3 \geqslant |f_4|$

當指尖與物體間爲有摩擦點接觸時,其力 $\boldsymbol{F}_{ci}$ 可表示爲

$$\boldsymbol{F}_{ci} = \begin{bmatrix} 1 & 0 & 0 \\ 0 & 1 & 0 \\ 0 & 0 & 1 \\ 0 & 0 & 0 \\ 0 & 0 & 0 \\ 0 & 0 & 0 \end{bmatrix} f_{ci}, \quad f_{ci} \in FC_i \tag{8.40}$$

式中

$$FC_i = \{f \in \mathbf{R}: \sqrt{f_1^2 + f_2^2} \leqslant \mu f_3, f_3 \geqslant 0\}$$

當指尖與物體間爲軟指接觸時,其力 $\boldsymbol{F}_{ci}$ 可表示爲

$$\boldsymbol{F}_{ci} = \begin{bmatrix} 1 & 0 & 0 & 0 \\ 0 & 1 & 0 & 0 \\ 0 & 0 & 1 & 0 \\ 0 & 0 & 0 & 0 \\ 0 & 0 & 0 & 0 \\ 0 & 0 & 0 & 1 \end{bmatrix} f_{ci}, \quad f_{ci} \in FC_i \tag{8.41}$$

摩擦錐爲

$$FC_i = \{f \in \mathbf{R}: \sqrt{f_1^2 + f_2^2} \leqslant \mu f_3, f_3 \geqslant 0, \gamma f_3 \geqslant | f_4 |\}$$

這里 $\gamma > 0$ 爲力矩摩擦因數。

通常,用力螺旋基 $B_{ci} \in \mathbf{R}^{p \times mi}$ 和摩擦錐 FC_{ci} 來表示接觸模型。在廣義力空間中 p 的維數取 6。m_i 表示接觸處施加獨立力的維數。FC_{ci} 應滿足下列特點:

(1) FC_i 爲非内空 $\mathbf{R}^{mi}$ 的封閉子集。

(2) 對于任意的 f_1、$f_2 \in FC_{ci}$,總存在 α、$\beta > 0$,使 $\alpha f_1 + \beta f_2 \in FC_{ci}$。

一定的接觸方式所允許施加接觸力的集合爲

$$F_{ci} = B_{ci} f_{ci}, \quad f_{ci} \in FC_{ci} \tag{8.42}$$

8.3.3 抓取映射

爲確定接觸力對物體的影響,將接觸力變換到物體坐標系。設第 i 個接觸坐標系相對于物體坐標系的位姿爲 (P_{oci}, R_{oci}),則單個接觸力在物體坐標系可表達爲如下格式[81]

$$\boldsymbol{F}_o = A \boldsymbol{d}_{g_{oci}}^{\mathrm{T}-1} \boldsymbol{F}_{ci} = \begin{bmatrix} R_{oci} & 0 \\ P_{oci} \times R_{oci} & R_{oci} \end{bmatrix} B_{ci} f_{ci}, \quad f_{ci} \in FC_{ci} \tag{8.43}$$

式中　$Ad_{g_{oci}}^{\mathrm{T}-1}$——將接觸力螺旋映射爲物體力螺旋的力螺旋變換矩陣。

爲簡單起見,通常省略下標中的 o 而用(P_{ci}, R_{ci}) 表示第 i 接觸坐標系的位姿。

定義: $G_i \in \mathbf{R}^{p \times mi}$ 爲相對于 B_{ci} 的接觸力與物體力螺旋之間的綫性映射,即

$$G_i = A\, d_{g_{oci}}^{\mathrm{T}-1} B_{ci} \tag{8.44}$$

如果共有 k 個手指與物體接觸,作用于物體上總的力螺旋爲各手指加于物體上力螺旋之和。接觸力與物體所受合力之間的映射稱爲抓取映射(grasp map): $G : \mathbf{R}^m \rightarrow \mathbf{R}^p$, $m = m_1 + m_2 + \cdots + m_k$。由于每一接觸映射是綫性的,力螺旋可以叠加(必須在同一坐標系中表示),其合力螺旋爲

$$F_o = G_1 f_{c1} + G_2 f_{c2} + \cdots + G_k f_{ck} = $$
$$\begin{bmatrix} G_1 & G_2 & \cdots & G_k \end{bmatrix} \begin{bmatrix} f_{c1} & f_{c2} & \cdots & f_{ck} \end{bmatrix}^{\mathrm{T}} \tag{8.45}$$

抓取映射爲

$$G = \begin{bmatrix} Ad_{g_{oc1}}^{\mathrm{T}-1} B_{c1} & Ad_{g_{oc2}}^{\mathrm{T}-1} B_{c2} & \cdots & Ad_{g_{ock}}^{\mathrm{T}-1} B_{ck} \end{bmatrix} \tag{8.46}$$

根據該定義,物體力螺旋可寫爲

$$F_o = Gf_c, \quad f_c \in FC \tag{8.47}$$

式中　$f_c = \begin{bmatrix} f_{c1}, f_{c2}, \cdots, f_{ck} \end{bmatrix}^{\mathrm{T}} \in \mathbf{R}_m$;

$FC = FC_{c1} \times FC_{c2} \times \cdots \times FC_{ck} \subset \mathbf{R}_m$;

$m = m_1 + m_2 + \cdots + m_k$。

因此,抓取可以用抓取映射 G 和摩擦錐 FC 加以完整描述。

8.3.4　力封閉抓取

力封閉性目前并沒有統一的定義。但一般認爲它所描述的是這樣的一種性質:對于作用在物體上的任意載荷力旋量,力封閉抓取通過施加適當的接觸力而產生一個相反方向的外力旋量,以抵抗載荷的作用保持抓取平衡。力封閉條件及其判別規則也是多指手抓取理論中的基本問題。由于力封閉性依賴于接觸摩擦力的作用,它所要求的接觸點數較形封閉抓取少。目前各研究機構所開發的多指手一般具有 3 ~ 5 個手指,根本不具備實現 3D 形封閉抓取的必要條件,但却可以實現力封閉抓取。形封閉條件主要應用于夾具設計,以適應精確定位功能要求以及制造過程中載荷力旋量變化範圍大的特點。

Nguyen 對二指抓取多面體進行了研究,指出大多數非邊界平衡抓取

是力封閉抓取[88]。Ponce 等將結果推廣到二指抓取二維曲邊界物體,后來又推廣到三指抓取多面體[89]。Nguyen 和 Ponce 對力封閉的研究主要針對二指及三指。對一般的多指三維抓取,摩擦約束是非綫性的,目前僅有Nakamura 等和 Bicchi 的算法可用于一般多指抓取的力封閉分析[90,91]。在Nakamura 的算法中,欲求抓取的接觸穩定性,非綫性規劃(NLP)運算量大,且每次 NLP 的目標和約束都是非綫性的。如果要比較不同抓取的接觸穩定性,計算量非常大。基于此,Bicchi 提出了判別力封閉的一種快速算法,將抓取的封閉性判別轉化爲常微分方程的穩定問題,用 Lyapunov 直接法來分析力封閉,減少了計算量。然而,Bicchi 的算法對定性分析和定量分析是分開處理的,即二者分別對應不同的微分方程。有無可能將定性與定量同時處理呢?即在判別抓取的封閉性的同時也得到衡量抓取性能的定量指標。

本文采用了同時適于力封閉定性與定量分析的非綫性規劃原理[92]。基于摩擦約束的凸性,給出了力封閉和部分力封閉的充要條件。然后將抓取的封閉性判別轉化爲不等式組的解判別,以約束條件的滿足程度作爲目標函數,將問題歸結爲在限定條件下的極值問題。此類問題可以用限定條件的罰函數將限定問題轉化爲基本的無限定條件問題,按照這種方法,條件極值問題可以通過參數化無限定條件優化序列來求解。但這種方法效率不高,目前已經被集中于對 Kuhn-Tucker(KT) 方程進行求解的方法所取代。下面就來介紹采用此算法求解目標函數。

1.基本方程

圖 8.10 所示是排牙多指手抓取磨牙的一個截面的受力圖。

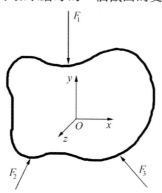

圖 8.10　排牙多指手抓取磨牙的一個截面

抓取的力平衡方程可表示爲

$$F_r = GF \tag{8.48}$$

式中　　F_r——合力旋量(6 維列向量)，與外力旋量大小相等而方向相反；

G——抓取映射；

F——多指手對物體的接觸力，且滿足

$$F = \begin{bmatrix} F_1^T & F_2^T & F_3^T \end{bmatrix}^T$$

式中　　$F_i(i = 1,2,3)$——第 i 個手指施加給物體的接觸力，且有

$$F_i = \begin{bmatrix} F_{in} & F_{io} & F_{it} \end{bmatrix}^T$$

式中　　F_{in}——第 i 個接觸力的法向分量；

F_{io}、F_{it}——第 i 個接觸力的兩切向分量。

式(8.48) 的通解爲

$$F = G^* F_r + Ny \tag{8.49}$$

式中　　G^*——G 的 Moore-Penrose 廣義逆；

N——G 的零空間矩陣 $N \in \mathbf{R}^{9 \times 3}$；

y——任意向量，$y \in \mathbf{R}^3$。

由式(8.48) 可以看出，多指手對物體的接觸力可分爲兩部分，即

$$F = F_p + F_h \tag{8.50}$$

式中　　F_p——多指手對物體的操作力，$F_p = G^* F_r$；

F_h——多指手對物體的內力，$F_h = Ny$。

有關操作力，有如下定理：

定理 1　若抓取矩陣 G 行滿秩，則當外力旋量空間充滿 $\mathbf{R}^6$ 時，任一接觸處的操作力空間充滿 $\mathbf{R}^3$。

定理 1 表明，在任一接觸處，手指對物體的操作力具有任意性。當操作力不滿足摩擦約束時，接觸需要多指手向物體施加內力才能維持，這就涉及抓取的封閉性。

2.約束力集、嚴格約束力集與法向力集

約束力集、嚴格約束力集與法向力集的定義，對有摩擦的點接觸，接觸力必須滿足如下約束條件[46]

$$\sqrt{F_{io}^2 + F_{it}^2} \leqslant \mu_i F_{in}, \quad F_{in} > 0, \quad (i = 1,2,\cdots,m) \tag{8.51}$$

式中　　μ_i——第 i 個接觸處的摩擦系數。

定義 1　約束力集是每個接觸都滿足摩擦約束條件的接觸力的集

合。

$$S_c = \left\{ F \mid \sqrt{F_{io}^2 + F_{it}^2} \leqslant \mu_i F_{in}, F_{in} > 0, (i = 1, 2, \cdots, m) \right\}$$
(8.52)

由凸分析理論可得如下定理：

定理 2　約束力集 S_c 是定義在 $\mathbf{R}^{3m}$（m—— 手指數目）上的凸錐。

定理 2 表明,摩擦約束具有凸性。

定義 2　嚴格約束力集是每個接觸都嚴格滿足摩擦約束條件的接觸力的集合。

$$S_{sc} = \left\{ F \mid \sqrt{F_{io}^2 + F_{it}^2} < \mu_i F_{in}, F_{in} > 0, (i = 1, 2, \cdots, m) \right\}$$
(8.53)

定義 3　法向力集是每個接觸處只有法向壓力的接觸力的集合。

$$S_n = \left\{ F \mid F_{in} > 0, F_{io} = F_{it} = 0, i = 1, 2, \cdots, m \right\}$$ (8.54)

定義 4　內力集是所有與平衡無關的接觸力的集合。

$$S_h = \left\{ F \mid GF = 0 \right\}$$ (8.55)

定理 3　對任意嚴格約束力 $F_{sc} \in S_{sc}$,存在法向力 $F_n \in S_n$ 和約束力 $F_c \in S_c$,使 $F_{sc} = F_n + F_c$,即

$$S_{sc} = S_n + S_c$$ (8.56)

定理 3 表明,任一嚴格約束力可分解爲一個法向力和一個約束力,且這種分解并不唯一。

定理 4　對任意接觸力 $F \in \mathbf{R}^{3m}$ 及任意法向力 $F_n \in S_n$,總存在實數 $\sigma \geqslant 0$,使

$$(F + \sigma F_n) \in S_c$$ (8.57)

定理 4 表明,任一接觸力加上適當大小的法向力總可以滿足摩擦約束條件。

3. 力封閉與部分力封閉的充要條件

定義 5　抓取的力封閉是當且僅當對于任意的合力旋量 $F_r \in \mathbf{R}^6$,存在接觸力 $F_r \in S_c$,使 $F_r = GF$。

對部分約束,如二指抓取、多指共綫抓取,只可能滿足部分封閉性。

定義 6　對于力旋量子集 $U \subset \mathbf{R}^6$,抓取的部分力封閉的條件是當且僅當對于任意的合力旋量 $F_r \in U$,都存在接觸力 $F \in S_c$,使 $F_r = GF$。

由定理 5 可得到力封閉抓取的必要條件。

定理 5　抓取滿足力封閉的必要條件是抓取矩陣行滿秩,即 $\mathrm{rank}(G) = 6$。

下面的定理 6、定理 7 描述了抓取滿足封閉性的充要條件。

定理 6 對于力旋量子集 Range($\boldsymbol{G}$)，Range($*$)爲矩陣的列空間，抓取滿足部分力封閉的充要條件是內力集與嚴格約束力集之交非空，即 $S_h \bigcap S_{sc} \neq \varnothing$。

需注意：對于比 Range($\boldsymbol{G}$) 更小的力旋量子集 $\mu \subset$ Range($\boldsymbol{G}$)，上述條件僅是封閉性的充分條件，而非必要條件。

當部分力封閉對應的旋量子集 U 充滿 $\mathbf{R}^6$ 時，抓取就是力封閉的。

定理 7 力封閉抓取的充要條件是：

(1) 抓取矩陣行滿秩，即 $rank(\boldsymbol{G}) = 6$。

(2) 內力集與嚴格約束力集之交非空，即 $S_h \bigcap S_{sc} \neq \varnothing$。

4. 力封閉及部分力封閉計算機判別

力封閉及部分力封閉非綫性規劃(NLP)判別[79,81]：由定理 6 及定理 7，可得到抓取封閉性的計算機判別算法。

步驟 1：判別內力集與嚴格約束力集之交是否非空。若 $S_h \bigcap S_{sc} \neq \varnothing$，則抓取對于力旋量子集 Range($\boldsymbol{G}$) 不是部分力封閉的，否則，轉至步驟 2。

步驟 2：判別抓取矩陣是否行滿秩。若 $rank(\boldsymbol{G}) = 6$，則抓取是力封閉的，否則，抓取對于力旋量子集 Range($\boldsymbol{G}$) 是部分力封閉的。

因矩陣秩的計算已有成熟的算法，下面討論步驟 1。

由前述分析可知，多指手對物體的內力爲

$$\boldsymbol{F}_h = \boldsymbol{N}\boldsymbol{y} \tag{8.58}$$

令

$$\boldsymbol{F}_h = \begin{bmatrix} \boldsymbol{F}_{h1}^{\mathrm{T}} & \boldsymbol{F}_{h2}^{\mathrm{T}} & \boldsymbol{F}_{h3}^{\mathrm{T}} \end{bmatrix}^{\mathrm{T}}$$

$$\boldsymbol{N} = \begin{bmatrix} \boldsymbol{N}_1^{\mathrm{T}} & \boldsymbol{N}_2^{\mathrm{T}} & \boldsymbol{N}_3^{\mathrm{T}} \end{bmatrix}^{\mathrm{T}}$$

則第 i 個手指對物體的內力可表示爲

$$\boldsymbol{F}_{hi} = \boldsymbol{N}_i\boldsymbol{y} \tag{8.59}$$

令

$$\boldsymbol{F}_{hi} = \begin{bmatrix} \boldsymbol{F}_{hin} & \boldsymbol{F}_{hio} & \boldsymbol{F}_{hit} \end{bmatrix}^{\mathrm{T}}, \quad \boldsymbol{N}_i = \begin{bmatrix} \boldsymbol{N}_{in} & \boldsymbol{N}_{io} & \boldsymbol{N}_{it} \end{bmatrix}^{\mathrm{T}}$$

則內力的各分量可表示爲

$$\boldsymbol{F}_{hin} = \boldsymbol{N}_{in}^{\mathrm{T}}\boldsymbol{y}, \quad \boldsymbol{F}_{hio} = \boldsymbol{N}_{io}^{\mathrm{T}}\boldsymbol{y}, \quad \boldsymbol{F}_{hit} = \boldsymbol{N}_{it}^{\mathrm{T}}\boldsymbol{y} \tag{8.60}$$

式中 $\boldsymbol{N}_{in}$、$\boldsymbol{N}_{io}$、$\boldsymbol{N}_{it} \in \mathbf{R}^l$；

$\boldsymbol{F}_{hin}$——第 i 個接觸處內力的法向分量；

$\boldsymbol{F}_{hio}$、$\boldsymbol{F}_{hit}$——第 i 個接觸處內力的二切向分量。

欲使 $S_h \bigcap S_{sc} \neq \varnothing$,必須且只需

$$\sqrt{F_{hio}^2 + F_{hit}^2} < \mu_i F_{hin}, \quad (i = 1,2,3) \tag{8.61}$$

將式(8.60)代入式(8.61)可得

$$\begin{cases} y^{\mathrm{T}} A_i y < 0 \\ a_i^{\mathrm{T}} y < 0 \end{cases} \quad (i = 1,2,3) \tag{8.62}$$

式中

$$A_i = N_{io} N_{io}^{\mathrm{T}} + N_{it} N_{it}^{\mathrm{T}} - \mu_i^2 N_{in} N_{in}^{\mathrm{T}} \tag{8.63}$$

$$a_i = - N_{in} \tag{8.64}$$

于是問題轉化爲判斷是否存在向量 $y \in \mathbf{R}^l$,滿足約束條件式(8.62)。

現使 $y^{\mathrm{T}} A_i y < 0, a_i^{\mathrm{T}} y < 0$ (對所有 $i = 1,2,\cdots,m$) 的最大值最小化 (必須同時限制矢量 y 的模),即可將上述問題轉化爲下述非線性規劃 (NLP) 問題

$$\begin{cases} \min \ \eta \\ y^{\mathrm{T}} A_i y \leqslant \eta \\ a_i^{\mathrm{T}} y \leqslant \eta \\ -1 \leqslant y_i \leqslant 1 \end{cases} \tag{8.65}$$

式中　　 $y_i (i = 1,2,\cdots,l)$ ——矢量 y 的分量。

加入最后一個限制條件,爲了讓該 NLP 問題有有限最優解。由定理 2 可知,約束力集 S_c 是一凸錐,故只需考慮矢量 y 各分量的相對大小即可。

將式(8.65)的最優解記爲 (y^*, η^*) ,抓取封閉性的差別爲:

(1) 若 $\eta^* \geqslant 0$,則抓取對于力旋量子集 $\mathrm{Range}(G)$ 不是部分力封閉的。

(2) 若 $\eta^* < 0$ 且 $\mathrm{rank}(G) = 6$,則抓取是力封閉的。

(3) 若 $\eta^* < 0$ 且 $\mathrm{rank}(G) < 6$,則抓取對于力旋量子集 $\mathrm{Range}(G)$ 是部分力封閉的。

5. 内力的最優方向及接觸穩定性指標

給定一個抓取,從"滿足摩擦約束的程度"意義上講,式(8.65)的最優解表示了該抓取能滿足封閉性的最好情況。因此,零空間矩陣 N 與矢量 y^* 的乘積 $N y^*$ 蘊含了内力各分量的最佳比例,它表示内力的最優方向。 η^* 表示該抓取滿足摩擦約束的程度, η^* 越小,説明該抓取滿足摩擦約束的程度越好,手指指尖越不容易滑動,抓取的魯棒性就越好,因此, η^* 可作爲衡量抓取接觸穩定性的一個定量指標。

6. 實例計算

如圖 8.11 所示,排牙多指手在不同的抓取構型下抓一單位球[93]。

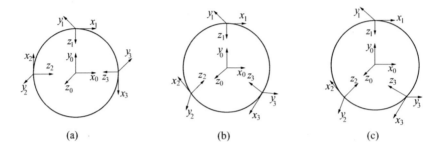

(a)　　　　　　　　(b)　　　　　　　　(c)

圖 8.11　　三指手抓取單位球

假定指尖與物體表面間的摩擦系數爲 $\mu = 0.3$,各圖形接觸點對應的抓取映射如下:

圖 8.11(a) 中,抓取矩陣 G 爲

$$G = \begin{bmatrix} 1 & 0 & 0 & 0 & 0 & 1 & 0 & 0 & -1 \\ 0 & 0 & -1 & 1 & 0 & 0 & -1 & 0 & 0 \\ 0 & 1 & 0 & 0 & 1 & 0 & 0 & 1 & 0 \\ 0 & 1 & 0 & 0 & 0 & 0 & 0 & 0 & 0 \\ 0 & 0 & 0 & 0 & 1 & 0 & 0 & -1 & 0 \\ -1 & 0 & 0 & -1 & 0 & 0 & -1 & 0 & 0 \end{bmatrix} \tag{8.66}$$

圖 8.11(b) 中,抓取矩陣 G 爲

$$G = \begin{bmatrix} 1 & 0 & 0 & -\dfrac{1}{2} & 0 & \dfrac{\sqrt{3}}{2} & -\dfrac{1}{2} & 0 & -\dfrac{\sqrt{3}}{2} \\ 0 & 0 & -1 & \dfrac{\sqrt{3}}{2} & 0 & \dfrac{1}{2} & -\dfrac{\sqrt{3}}{2} & 0 & \dfrac{1}{2} \\ 0 & 1 & 0 & 0 & 1 & 0 & 0 & 1 & 0 \\ 0 & 1 & 0 & 0 & -\dfrac{1}{2} & 0 & 0 & -\dfrac{1}{2} & 0 \\ 0 & 0 & 0 & 0 & \dfrac{\sqrt{3}}{2} & 0 & 0 & -\dfrac{\sqrt{3}}{2} & 0 \\ -1 & 0 & 0 & -1 & 0 & -1 & -1 & 0 & 0 \end{bmatrix} \tag{8.67}$$

圖 8.11(c) 中,抓取矩陣 G 爲

$$G = \begin{bmatrix} 1 & 0 & 0 & -\dfrac{\sqrt{2}}{2} & 0 & \dfrac{\sqrt{2}}{2} & -\dfrac{\sqrt{2}}{2} & 0 & -\dfrac{\sqrt{2}}{2} \\ 0 & 0 & -1 & \dfrac{\sqrt{2}}{2} & 0 & \dfrac{\sqrt{2}}{2} & -\dfrac{\sqrt{2}}{2} & 0 & \dfrac{\sqrt{2}}{2} \\ 0 & 1 & 0 & 0 & 1 & 0 & 0 & 1 & 0 \\ 0 & 1 & 0 & 0 & -\dfrac{\sqrt{2}}{2} & 0 & 0 & -\dfrac{\sqrt{2}}{2} & 0 \\ 0 & 0 & 0 & 0 & \dfrac{\sqrt{2}}{2} & 0 & 0 & -\dfrac{\sqrt{2}}{2} & 0 \\ -1 & 0 & 0 & -1 & 0 & 0 & -1 & 0 & 0 \end{bmatrix} \tag{8.68}$$

根據各抓取映射求得對應的零空間矩陣 N,利用式(8.63)、式(8.64)求得:

圖 8.11(a) 中

$$A_1 = \begin{bmatrix} -2.846\,6 & 0 & -0.000\,2 \\ 0 & 0 & 0 \\ -0.000\,2 & 0 & 0 \end{bmatrix}$$

$$A_2 = \begin{bmatrix} 0.281\,5 & 0 & 0.065\,4 \\ 0 & 0 & 0 \\ 0.065\,4 & 0 & 0.275\,2 \end{bmatrix}$$

$$A_3 = \begin{bmatrix} 0.055\,1 & 0 & -0.127\,1 \\ 0 & 0 & 0 \\ -0.012\,71 & 0 & 0.625\,1 \end{bmatrix} \tag{8.69}$$

$$a_1 = \begin{bmatrix} 0.562\,4 \\ 0 \\ 0.369\,4 \end{bmatrix}, \quad a_2 = \begin{bmatrix} -0.096\,5 \\ 0 \\ -0.566\,5 \end{bmatrix}, \quad a_3 = \begin{bmatrix} -0.465\,9 \\ 0 \\ -0.004\,1 \end{bmatrix}$$

$$\tag{8.70}$$

圖 8.11(b) 中

$$A_1 = \begin{bmatrix} 0.174\,5 & 0 & -0.085\,3 \\ 0 & 0 & 0 \\ -0.085\,3 & 0 & 0.620\,9 \end{bmatrix}$$

$$A_2 = \begin{bmatrix} 0.309\,5 & 0 & 0.114\,9 \\ 0 & 0 & 0 \\ 0.114\,9 & 0 & 0.113\,7 \end{bmatrix}$$

$$A_3 = \begin{bmatrix} 0.027\ 6 & 0 & -0.029\ 6 \\ 0 & 0 & 0 \\ -0.029\ 6 & 0 & 0.663\ 8 \end{bmatrix} \tag{8.71}$$

$$\boldsymbol{a}_1 = \begin{bmatrix} 0.381\ 6 \\ 0 \\ 0.205\ 0 \end{bmatrix}, \quad \boldsymbol{a}_2 = \begin{bmatrix} 0.147\ 9 \\ 0 \\ -0.712\ 3 \end{bmatrix}, \quad \boldsymbol{a}_3 = \begin{bmatrix} -0.529\ 6 \\ 0 \\ -0.051\ 2 \end{bmatrix} \tag{8.72}$$

圖 8.11(c) 中

$$\boldsymbol{A}_1 = \begin{bmatrix} 0.141\ 1 & 0 & -0.028\ 7 \\ 0 & 0 & 0 \\ -0.028\ 7 & 0 & 0.657\ 0 \end{bmatrix}$$

$$\boldsymbol{A}_2 = \begin{bmatrix} 0.296\ 0 & 0 & 0.195\ 7 \\ 0 & 0 & 0 \\ 0.195\ 7 & 0 & 0.121\ 8 \end{bmatrix}$$

$$\boldsymbol{A}_3 = \begin{bmatrix} 0.031\ 5 & 0 & 0.011\ 8 \\ 0 & 0 & 0 \\ 0.011\ 8 & 0 & 0.662\ 5 \end{bmatrix} \tag{8.73}$$

$$\boldsymbol{a}_1 = \begin{bmatrix} 0.279\ 9 \\ 0 \\ 0.094\ 0 \end{bmatrix}, \quad \boldsymbol{a}_2 = \begin{bmatrix} 0.293\ 4 \\ 0 \\ -0.704\ 9 \end{bmatrix}, \quad \boldsymbol{a}_3 = \begin{bmatrix} -0.573\ 5 \\ 0 \\ -0.029\ 1 \end{bmatrix} \tag{8.74}$$

取初值爲:$\boldsymbol{y}^{(0)} = \begin{bmatrix} 1 & 1 & 1 \end{bmatrix}^{\mathrm{T}}, \eta^{(0)} = 1$,運用 MATLAB for Windows 6.5 的優化工具箱,得到三種抓取對應于式(8.65) 的 NLP 最優解,如表 8.3 所示。

表 8.3　三種抓取的力封閉分析

圖號	rank($\boldsymbol{G}$)	NLP 最優解(y^*, η^*)	抓取封閉性
(a)	6	$\boldsymbol{y}_a^* = \begin{bmatrix} -0.000\ 1 & 1.000 & -0.000\ 6 \end{bmatrix}^{\mathrm{T}} \quad \eta_a^* = 0.000\ 1$	非力封閉
(b)	6	$\boldsymbol{y}_b^* = \begin{bmatrix} 0.000\ 2 & 1.000 & -0.000\ 6 \end{bmatrix}^{\mathrm{T}} \quad \eta_b^* = 0.000\ 4$	力封閉
(c)	6	$\boldsymbol{y}_c^* = \begin{bmatrix} 0.000\ 3 & 1.000 & -0.000\ 5 \end{bmatrix}^{\mathrm{T}} \quad \eta_c^* = 0.002\ 0$	力封閉

注:需注意初值的選取雖不影響最優解,但會影響收斂速度。

從表 8.3 可得到如下結論:

(1) 由于 $\eta_a^* = 0$,故圖 8.11(a) 的抓取不是力封閉的。

(2) 因 η_b^*、$\eta_c^* < 0$ 且 rank($\boldsymbol{G}$) = 6,故圖 8.11(b) 與圖 8.11(c) 的抓取都是力封閉的。

(3) 由于 $\eta_c^* < \eta_b^*$,故圖 8.11(b) 的摩擦約束滿足程度比圖 8.11(c) 好,在受相同干擾的前提下,圖 8.11(b) 抓取中指尖產生相對滑動的趨勢比圖 8.11(c) 小,因此,圖 8.11(b) 比圖 8.11(c) 具有更好的接觸穩定性。

8.4   排牙多指手的三維建模及仿真

在機械設計領域,設計工具經歷了從圖板到二維設計軟件,再到三維建模軟件的變革。三維造型軟件的出現在設計領域中邁出了革命性的一步[94]。本節利用具有強大功能的 UG 軟件對多指靈巧手進行三維建模,并在此基礎上運用 UG 運動分析模塊對靈巧手進行運動仿真分析。

8.4.1   Unigraphics 簡介

Unigrahics(簡稱 UG) 是當前世界上最先進和緊密集成、面向制造業的 CAD/CAE/CAM 高端軟件。它爲工程設計人員提供了非常強大的應用工具,這些工具可以對産品進行設計(包括零件設計和裝配設計)、工程分析(有限元分析和運動機構分析)、繪制工程圖、編制數控加工程序等,在航空航天、汽車、通用機械、工業設備、醫療器械以及其他高科技應用領域的機械設計和模具加工自動化的市場上得到了廣泛的應用。

UG 的集成化軟件在産品的設計制造過程中,體現了并行工程的思想,在産品設計的早期,它的下游應用部門(如公益部門、加工部門、分析部門等) 就已經介入設計階段,所以設計是一個可反饋、修改的過程;UG 的強大的參數化功能支持模型的實時修改,系統能够自動刷新模型,以滿足設計要求。由此,這種設計過程不必等産品全部設計完才進行下游工作,而是在産品初步設計后,就可進行方案評審,并不斷修改設計,直到達到設計的要求[95]。

8.4.2   基于 UG 仿真分析的基本步驟

仿真就是用模型代替實際系統進行實驗和研究。進行機構運動仿真和分析,首先要建立能代表實際機構的計算機模型。UG是一個CAD/ CAE / CAM 集成軟件,其建模模塊和裝配模塊提供了極強的造型和裝配能力。在 UG 中,基于參數化、變量化及相關性的原則,可以很方便地建立機構的二維或三維裝配模型,此模型稱爲主模型,是仿真分析的基礎。

在 Unigrahics 中實現虛擬樣機仿真分析的步驟如圖 8.12 所示。

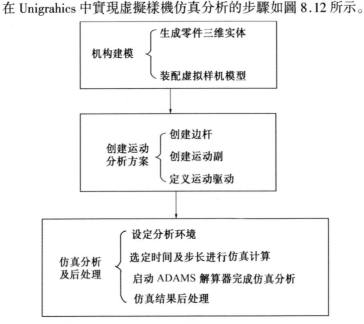

圖 8.12　虛擬樣機仿真分析步驟

8.4.3　基于 UG 機構建模

對于一個復雜機構,其建模的方法一般是先創建多個零件,然后將這些零件裝配在一起。因此,整個建模過程分爲以下兩個部分:基于特征的零件建模和裝配建模。

1.基于特征的零件建模

在 UG 軟件平臺上進行零件的三維設計時,基于特征的建模有兩種方法:一種是基于體素特征建模,并利用布爾運算來完成零件初步的三維立體模型;另一種方法是基于掃描特征建模,運用二維建模技術在零件的草圖設計環境中的一個基準面上建立零件的截面圖,再運用基體拉伸、旋轉等掃描特征建立零件初步的三維模型,該種方法多用于結構復雜或不規則形體的建模。兩種方法后續模型的處理相同。

UG 基于特征的建模過程仿真零件的加工過程[96] 如下:

(1)毛坯　　毛坯取自成形特征,用作毛坯的成形特征如圖 8.13 所示。

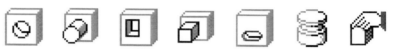

圖 8.13　用作毛坯的成形特征

體素特征:簡單的解析形狀,如塊、柱、錐、球等;

掃描特征:截面綫串拉伸、旋轉、沿路徑掃描。

(2)粗加工　粗加工取自成形特征,用于仿真粗加工過程的特征如圖8.14 所示。

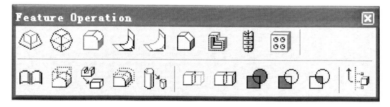

圖 8.14　用于仿真粗加工過程的特征

向毛坯添加材料:凸臺(圓柱、錐臺),凸墊(矩形、通用);

從毛坯去除材料:孔、腔、鍵槽、溝槽;

用户定義特征:可添加或去除材料。

(3)精加工　精加工取自特征操作,用于仿真精加工過程的特征如圖8.15 所示。

圖 8.15　用于仿真精加工過程的特征

布爾運算:求和、求差、求交;

邊緣操作:邊緣倒角、面倒圓、軟倒圓、倒角;

面操作:拔模、補片體、簡化體、偏置面、約束面;

體操作:挖空、螺紋、縫合、包裹幾何體、比例、修剪體、分割體、提升體。

2.裝配建模

裝配是將產品零件進行組織、定位的一個過程。通過裝配提供一個產品的整體模型,這個模型稱爲主模型。裝配結構表現了一種層次關系,最頂層是裝配體,其余的由子裝配體和部件組成,如圖 8.16 所示。

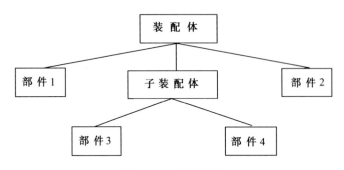

圖 8.16　裝配結構

（1）裝配建模的方法　裝配建模的方法有 3 種[96]。

① 自底向上（Bottom-up）方法。從底層逐步向上裝配，將每個零件加入到裝配體中，這些零件已經完成設計，例如標準件、已存儲的零件等。

② 自頂向下（Top-down）方法。在頂層產生一個裝配，建立裝配結構，逐步向下添加零件或設計幾何，産生子裝配或部件，這種設計方法更符合設計人員的習慣，即從裝配到零件的設計。

③ 上下文設計（Context-Text）方法。在裝配結構中，利用裝配樹中其他部件的信息設計幾何零件。

在産品設計中，根據零件情況經常要混合使用上述方法，例如設計一個新型産品，它的一部分零件是新設計零件，一部分零件是已有的，可以先用自頂向下的方法構造出産品的基本結構，再進行各種設計。

（2）裝配建模的過程　在 UG 軟件中，任何一個 .prt 文件既可以作爲零件文件又可以作爲裝配文件。新建裝配文件時，要選擇 Application 中的 Assemblies 選項，裝配建模的大概過程如下：

① 選擇下拉式菜單 Application 中的 Assemblies 選項后，在圖形區域的下方就會出現圖 8.17 所示的裝配工具條。

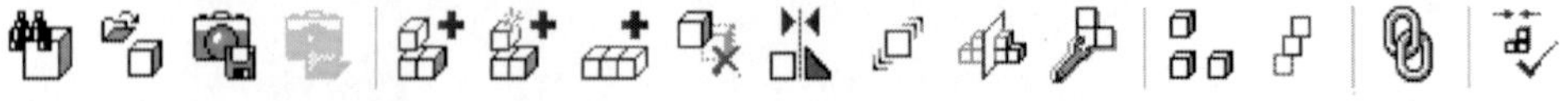

圖 8.17　出現的裝配工具條菜單

② 點擊 Add Existing Component 圖標，向新打開的裝配文件中添加第一個已創建的零件模型。

注意：可以將這個添加的零件模型定位在圖形區域的原點。

③ 重復第 2 步，向裝配文件中添加第二個零件模型。

④ 點擊 Reposition Component 圖標，在進行裝配操作前，先按正確

的裝配位置給第二個零件重新定位并隱藏不需要顯示的曲綫、草圖、對稱軸和坐標系等。

⑤ 點擊 Mate Component 圖標🔩,選擇正確的裝配類型進行裝配。

⑥ 重復 2、3、4、5 步驟,直至將所有的零件裝配完成。

3.排牙多指手的三維建模

根據以上建模和裝配方法,得到排牙多指手的三維模型,如圖 8.18 所示。

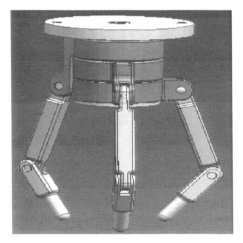

圖 8.18　排牙多指手三維模型

圖 8.19 所示爲排牙多指手的裝配過程。

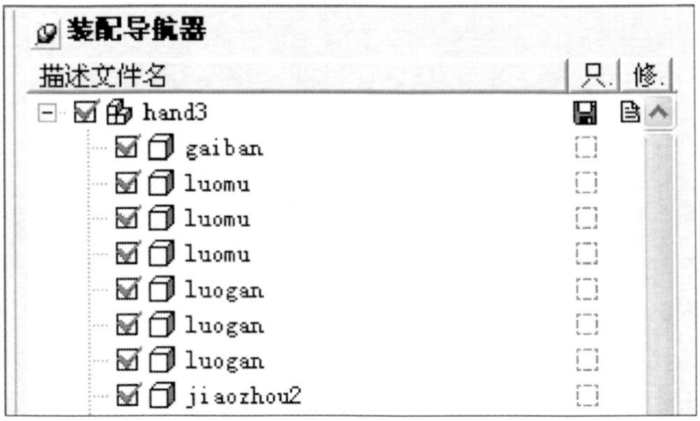

圖 8.19　排牙多指手的裝配過程

8.4.4 運動學仿真分析

在 UG 的 Modeling 模塊和 Assemblies 模塊完成機構的零件建模和裝配建模后,進入 UG 的運動分析模塊(Motion 模塊)來完成機構的運動學仿真分析。運動分析模塊是 CAE 應用軟件,用于建立運動機構模型,分析其運動規律。運動分析模塊可以進行機構的干涉分析,跟踪零件的運動軌迹,分析機構中零件的速度、加速度、作用力、反作用力和力矩等[97]。運動分析模塊的分析結果可以指導修改零件的結構設計(加長或縮短構件的力臂長度、修改凸輪型綫、調整齒輪比等) 或調整零件的材料(減輕或加重或增加硬度等)。設計的更改可以反映在裝配主模型的復制品分析方案(Scenario) 中,再重新分析,一旦確定優化的設計方案,設計更改就可直接反映到裝配主模型中。運動仿真功能實現的主要步驟爲:運動分析方案的創建、運動仿真分析及仿真結果的后處理。

1.創建運動分析方案

運動分析方案的創建是進行運動仿真的關鍵。創建運動分析方案時,運動分析模塊自動復制主模型的裝配文件,并建立一系列不同的運動分析方案。每個運動分析方案均可獨立修改,而不影響裝配主模型,一旦完成優化設計方案,就可直接更新裝配主模型以反映優化設計的結果,這也是相關性設計優點的體現。運動分析方案的創建分三個步驟進行:創建連杆、創建運動副、定義運動驅動[98,99]。

(1) 連杆(Links) 的創建　　連杆在機構中代表運動件,所有運動的零件必須創建爲連杆。每一個連杆的創建包括定義連杆幾何體、定義質量特性、定義材料、定義慣性矩、初始轉動速度和移動速度等。質量、材料和慣性矩的值對運動學分析的結果不産生影響。

(2) 創建運動副(Joints)　　運動副將機構中的連杆連接在一起,從而使連杆一起運動。UG 運動分析模塊提供兩大類 12 種運動副:普通類型,有旋轉副、滑動副、萬向節、球面副、柱面副、平面副、點在綫上副和綫在綫上副;特殊類型,螺旋副、綫纜副、齒輪齒條副及齒輪副,基本涵蓋了常見機構的所有運動形式。運動副具有允許所需運動和限制不要運動的雙重作用。在運動副創建前,連杆具有 6 個自由度,當運動副創建后,會約束一個或幾個運動的自由度。一個運動機構應是一個全約束機構,即機構的自由度等于 0,這也是進行運動學分析要達到的目標。約束除了運動副,還和運動驅動有關。

（3）定義運動驅動（Motion Driver）　運動驅動是賦在運動副上控制運動的運動副參數,共有5種類型:①無驅動;②運動函數:運動副按照給定的數學函數運動;③恒定驅動:設置某一運動副爲等常運動(旋轉或綫性位移);④簡諧運動驅動:産生一個光滑的向前或向后的正弦運動;⑤關節運動驅動:設置某一運動副以特定的步長(旋轉或綫性位移)和特定的步數運動。

根據以上步驟,建立排牙多指手的運動分析方案,如圖8.20所示。

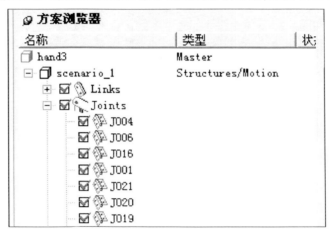

圖8.20　排牙多指手的運動分析方案

2.運動仿真分析及后處理

UG運動仿真和分析的核心是 MDI 公司(現爲 MSC 公司收購)的 ADAMS 解算器。進行運動學仿真和分析時,需要輸入時間和步數兩個參數,啓動 ADAMS 解算器來完成仿真分析。其工作過程如下[100]:

（1）根據運動分析方案的信息生成内部的 ADAMS 輸入數據文件,傳送到 ADAMS 解算器。

（2）ADAMS解算器處理輸入數據,并生成内部的 ADAMS 輸出數據文件,再傳送到運動分析模塊中。

（3）運動分析模塊提供Photo Animation功能,可把輸出數據文件生成多種動畫文件,如 MPEG 電影文件和 Animated GIF、VRML 動畫文件,提供電子表格(Spreadsheet)和圖表(Graphing)功能將運動分析的數據以表格或圖形的格式表示。

排牙多指手的仿真效果如圖 8.21 所示。

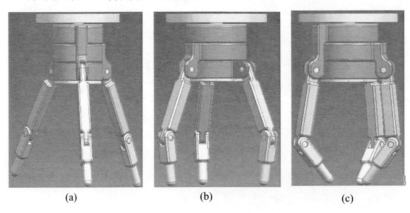

(a)   (b)   (c)

圖 8.21　排牙多指手仿真效果圖

第 9 章　采用多機器人操作機排牙

　　基于多操作機的排牙機器人制作系統是一個制作全口義齒的 CAD/CAM 系統。

　　采用多個操作機分別實現對每個人工牙的位置和姿態的獨立調整和操作,在人工牙抓取、定位和固定等方面都具有很大的優勢,在排牙精度、排牙效率、成本等方面也更具有實際應用價值。利用牙弓曲綫發生器獲得牙列的牙弓曲綫,來極大地減少整個機器人的自由度數目。多操作機排牙不需要機器人對復雜形狀的人工牙依次抓取操作,以及在排牙過程中人工牙在任意空間的定位和固定,每個操作機負責自己的人工牙排列,最后通過共軛牙套實現對牙列的轉換。

　　本章主要包括以下內容:

　　(1) 采用模塊化設計思想完成機構本體的設計　　從設計任務本身的特點出發,提出一種新的設計思想,成功而合理地將擬采用的 84 個步進電動機減少到 50 個,通過鋼絲軟軸進行傳動以適應傳動過程中可動件與不動件的連接。設計思路是用一個彈性可變形材料通過電動機驅動形成牙弓曲綫,將 14 個操作機分別安裝在彈性材料上,操作機可以在上面進行滑動,以適應不同人的牙弓長度。這樣每個操作機只需要有三個轉動的自由度以實現牙齒姿態。只需要改變彈性材料上幾個點的位置就可以改變曲綫形狀,使其逼近真正的牙弓曲綫。

　　(2) 進行關鍵參數的優化設計　　在這個機構中,彈簧板與真正的牙弓曲綫的吻合程度就是該系統中誤差產生的主要原因之一,兩者吻合程度越好,排出的全口義齒就越接近于人真正的牙齒。爲了確定擬合點個數以及擬合點坐標,建立優化數學模型,通過強大的數學計算軟件 MAT-LAB 進行了優化設計,從而找到了誤差最小時參數的值。這部分爲機構的設計提供了理論指導,使之更加具有實際意義。

　　(3) 對排牙機器人進行運動學計算以及路徑控制　　選用連續路徑控制即 CP 控制方法對排牙機器人進行路徑控制,爲了對目標坐標的連續控制,在初始點和目標點之間設置多個目標點,采用直綫插補算法確定各個點坐標,再對各個關節進行運動學運算,從而計算出步進電動機需要走的步數;對排牙機器人具有的特殊關節進行運動學運算,并且建立了變形后的彈簧板曲綫方程。

9.1 采用多操作機的排牙系統方案

9.1.1 單操作機排牙方案的分析

全口義齒的計算機輔助制作系統是一個新的研究領域,目前這方面的相關研究還很少,最具有代表性的主要是由北京理工大學機器人中心和北京大學口腔醫學院聯合組成的課題組制作的系統。

這個系統的主要工作過程是由計算機控制機器人到牙庫中抓取定位塊并放到裝有光固化膠的托盤中,同時開啓光源,使定位塊在光固化膠中固定,定位塊固定后,機器人與該定位塊分離來執行下一個牙的排列任務,直到排完 14 顆牙。然后手工將排牙器定位銷插入定位塊中,再將各個散牙安放到排牙器的共軛牙套中,向排牙器中澆入液態石蠟連接各散牙成爲一體。這樣,各個散牙都達到了自己的目標姿態,從而得到義齒牙列的最終排列[21]。

這種方案所存在的問題如下:

(1) 該系統采用了單個機器人進行排牙,機器人是次序的進行排牙,這樣就存在一顆牙排完后如何固定的問題。在方案中是采用光固化膠進行固定的,所有的定位塊都放到一個盛有液態光固化膠的托盤中,光固化膠固化程度就成爲了一個難題。如果光照時間短,定位塊將像浮冰一樣漂浮在液態光固化膠中,排完的牙列明顯地變形,不能達到目標位置和姿態;如果光照時間足够長,雖然使光固化膠大面積固化但却影響了下一個定位塊的擺放,因爲第二個擺放的位置的光固化膠可能已經被固化,使第二個定位塊無法排列。

(2) 由于排牙器與排牙器底座之間的位姿參數計算過程的誤差、機器人運動控制的誤差、光固化樹脂在凝固過程中對排牙器底座産生的應力造成的誤差、排牙器底座的標定誤差、手工制作排牙器的誤差等,這在一定程度上影響了排牙的精度。

(3) 由于光固化膠的成本非常高,而每個義齒的排列又需要大量的光固化膠(托盤中要有一定的深度,已保證定位塊姿態和位置所需的空間)。這樣就使全口義齒的成本變得非常高,排牙成本的提高勢必會影響全口義齒機器人制作系統的推廣。

9.1.2　多操作機排牙方案的分析

　　針對以往設計存在的問題,提出了采用多操作機的排牙機器人的設計思想:采用 14 個獨立的機器人操作機分別實現 14 個與相應人工牙共軛的牙套的位姿,獲得牙套列,再進一步轉換爲牙列,每個操作機結構相同,由六個自由度組成,這樣可以實現空間任意的位置和姿態。整個系統共由 84 個電動機分別驅動,這種方式避開了機器人手爪直接抓取人工牙,因而也就省略了手爪的結構、人工牙在牙庫中的預定位、排牙過程中的人工牙依次固定等問題,而這些問題是單操作機系統所必須解決的,因而使系統的精度得到大幅度的提高。

　　在設計的過程中根據這種方案進行更爲細致的分析,發現它也存在一些弊端,這些問題很可能影響操作機所應具備的現實意義。

　　(1) 爲了擴大機構的空間,將機構的末端與牙齒之間增加一個連接杆,這會給系統精度產生很大影響,杆越長,系統精度越低。

　　(2) 采用坐標變換計算牙齒與操作機之間的運動關系,大大增加了系統數據處理量。

　　(3) 由于連接杆的存在,關節轉動時在牙齒上會產生一個位移,操作機的移動機構還要對這個位移進行補償,產生一個相反方向的位移,從而增加了運動復雜程度。

　　(4) 對于機器人來說,要考慮運動的軌迹規劃,而隨着自由度增多,這種計算就越繁瑣,同時也增加了使各個關節協調運動的問題。

　　(5) 各個關節之間采用串聯的連接方式,一級一級驅動,這樣前面的關節要能提供較大的功率以及具有較強的剛度,才能驅動末端關節,這與系統要求所占用的空間小是相悖的。

　　(6) 系統需要 84 個步進電動機來驅動,在控制上非常復雜。

　　通過對排牙的工作過程進行分析,可以得出,排牙機的特點是結構尺寸小、運動範圍小、承受載荷小、運動精度高。所以,機構的設計思想要從排牙機的特點,而不是單純的六自由度操作機本身進行考慮,針對上述情況,對設計方案做了如下改進。

　　用一個彈性可變形材料通過電動機驅動形成牙弓曲綫,將 14 個操作機分別安裝在彈性材料上,操作機可以在上面進行滑動,以適應不同人的牙弓長度。這樣每個操作機只需要有三個轉動的自由度以實現牙齒的姿態。通過改變彈性材料上的幾個點就可以改變曲綫的形狀,使其逼近真正的牙弓曲綫。這樣可以將電動機的數目減少到 50 個,使系統結構精巧緊凑,在一定程度上降低了控制難度。

9.1.3　系統構成

該系統可分爲軟件和硬件兩大部分,軟件部分用于全口義齒機器人自動排牙的控制;硬件部分用于定量排牙的實現。

1.硬件構成

系統的硬件部分主要包括:一臺微機、一個機器人及其控制櫃,50 個步進電動機等。

其中機器人包括牙弓曲綫彈簧板、排牙操作機、串聯機構、電動機及輔助部分、牙套、標準牙庫、控制電路和計算機等。排牙機器人的主體部分包括牙弓曲綫彈簧板、排牙操作機(14 個)、串聯機構(4 個)、電動機等。

(1) 牙弓曲綫彈簧板　載有 14 個操作機,由 4 個串聯機構控制四個動點以及一個定點來實現與患者相應的牙弓曲綫。14 個操作機可按其間軌道移動,是 14 個操作機的依托。

(2) 操作機　操作機是每粒散牙的直接依托,用以實現每顆牙齒的位姿,達到排牙的最基本要求,它負責的是每粒牙齒的兩個轉動、一個移動共三個自由度。

(3) 串聯機構　串聯機構是彈簧板的依托,用于實現對彈簧板的五點(一個定點,四個動點)驅動控制,使其彎曲趨近符合患者口腔的牙弓曲綫,它負責的是每粒牙齒的兩個直綫坐標的自由度。

2.軟件結構

系統的軟件采用面向對象的程序設計思想,運用軟件工程的方法進行設計開發,其主要功能包括:爲患者創建病理檔案;按照醫生測出的患者無牙頜弓參數計算頜弓曲綫參數和牙弓曲綫參數,并畫出牙弓與頜弓曲綫;能够對牙弓和頜弓曲綫進行調整;能進行排牙角計算;對比顯示頜弓與牙弓曲綫;交互調整牙弓參數;按專家經驗的預排值排牙;交互調整散牙中排列不當的散牙位姿;能對牙齒位姿的預排值進行修改;顯示全口義齒的形態;能打開、保存文件;提供系統幫助并能够在 Windows 下進行安裝、運行。

對于控制櫃,具體包括主電路部分、反饋部分、顯示部分和按鍵部分。主電路部分主要是 6 片 MSP430F149 型單片機組成,其中的一個作爲主芯片,它直接通過接口電路與上位機——微機相連,這裏使用的是 RS232 串口電路,從而控制其他 5 個單片機,組成一個主從多機通訊系統。這 5 個從芯片得到由上位機傳來的步進電動機的方向和脉冲后,通過 DB25 并口和光耦電路以及 L297 與 L298 的驅動電路,直接驅動步進電動機動作。每個步進電動機有兩個極限位置,它們會發出反饋信號給 5 個從芯片,然后及時做出調整,以得到準確位置。當然主電路中還應該有復位電路以及電源電路,復位電路是在發生意外情況后,通過復位后能夠繼續工作;電源電路主要是通過電平的轉換得到想要的電源電壓;按鍵部分主要用來實現在控制櫃上進行一些直接的操縱;顯示部分是用來顯示機器人在工作過程中的一些必要的信息,以便操作人員參考這些信息,從而能夠更加準確地控制機器人,完成整個排牙工作。

9.1.4　制作全口義齒的工作過程

全口義齒的制作是一項復雜而精細的過程,它需要進行一系列工作,圖 9.1 所示是它的工作過程,步驟如下:

（1）牙醫在經過修復前的口腔檢查等一系列準備工作后,取得反映患者口腔軟組織的印模,根據印模測量出患者無牙頜弓的參數,包括上下頜弓的左右兩側弧長 S、弓寬 W 和弓長 L。

（2）根據測得的無牙頜弓參數,可計算出頜弓的弓形特征參數,進而得到頜弓曲綫表達式,微機可根據參數自動畫出牙弓、頜弓曲綫圖。

（3）根據確定的牙弓曲綫,按上下左右半側牙弓的最大弧長由系統

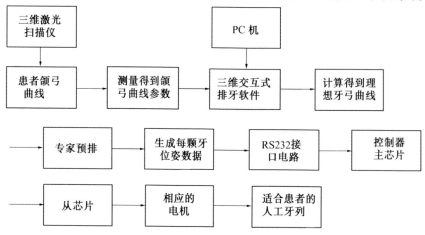

圖 9.1　制作全口義齒的工作過程

自動確定義齒型號。爲了發揮醫生個人的經驗,系統讓醫生在輸入患者的領弓參數時也可以人工選擇義齒型號。各型號義齒的散牙寬度事先測量出來保存在文件中,根據各散牙的寬度用迭代的方法計算出各個散牙對應的牙弓曲綫上弦的位置。

(4) 由三維交互式排牙軟件生成每個牙的位置和姿態數據,并通過接口電路發送給機器人的控制器。

(5) 將散牙放入牙套中,即可進行排牙。排牙時,彈簧板由原來的默認曲綫由一個定點、四個動點進行整體控制,從而自動形成符合患者口腔的牙弓曲綫。然后14個裝有散牙的操作機分別對 14 顆散牙進行五個自由度的位姿變換。由機器人進行實際的排牙工作,它根據上一步得到的數據,轉換成步進電動機的脉冲數,按照編制好的程序進行動作,以獲得適合患者的人工牙列,還可以隨時對它們進行調整,直到滿意爲止。與此同時還能實現對排牙的監控,隨時監控操作機的具體位置及排牙的具體情况,然后經過適當處理,得到真正的全口義齒。

(6) 達到排牙要求后,各操作機以及串聯機構部分立即返回零位置,停止動作。

9.2　多操作機排牙機構的設計

9.2.1　系統具體的結構設計

整個機構采用模塊化的設計思想,模塊化設計是以功能分析爲基礎,在某一基礎產品的基礎上將同一功能的模塊互相選用或加工不同功能特性的模塊及分模塊,用以更好地滿足用户需要的一種變型設計方法。

本設計不但從排牙機的功能方面,而且從加工裝配方面都充分利用模塊化的設計思想。按照完成的功能將五個自由度分成兩組,在空間采用上下兩層放置,轉動模塊和移動模塊也盡量獨立,各個零件也盡可能采用同一尺寸。這樣,可以降低運動副之間的干涉,也可以實現模塊之間的相互替換,不僅使排牙機具有更大的適應性和靈活性,也大大地縮短了設計制造周期,從而降低了制造成本。

9.2.2　自由度的分析

現在的口腔醫師所排列的義齒,是遵循個性排牙法(簡稱 S.P.A 排牙法)。這就要達到兩個方面的要求,一是人工牙排列要比較整齊;二是要自然、協調、逼真,因此要參照患者的性別(sex)、個性(personality)、年齡(age)等因素,在典型排牙法的基礎上對前牙排列做適當的調整,來模擬天然牙列中前牙某些不整齊的狀態。本文設計的排牙機器人是使用機構來實現牙齒的位置和姿態,這就要求機器人具有六個自由度,來實現各個不同牙齒的位姿。

通過表格列出的前後牙排列的精確位置分析以及與幾位牙醫的討論,轉向這個自由度的運動範圍很小,相對於其他的自由度可以忽略不計,因此在機構的設計中省略了這個自由度,并且在機構中只要使牙齒很好地位於牙弓曲綫的切綫方向上,使每顆牙齒能自然過渡,也能很好地保證義齒排列的質量。

經過了簡化以后,每一顆牙齒具有 5 個自由度,分別是兩個轉動和三個移動,其中轉動包括唇舌向傾斜和近遠中向傾斜。在移動機構的實現上,如果每顆牙齒都連接一個機構,這樣機構會很復雜擁擠,爲此設計一個由幾個點控制的彈性可變材料,將每個旋轉機構安裝在彈性材料上,通過控制幾個點的位置使彈性材料變形,使其與牙弓曲綫的形狀相吻合。這裏就存在用幾個點來控制比較合適的問題,將在下一節對控制點數及點的位置進行優化設計。

9.2.3　關鍵元件的選取

1.電動機

考慮到機構的控制精度和造價等問題,在排牙機的設計上選用步進電動機,因爲它具有如下特點:

(1)可以用數字信號直接進行開環控制,整個系統廉價簡單。

(2)位移與輸入脉冲信號數相對應,步距誤差不長期積累,可以組成結構簡單而又具有一定精度的開環控制系統,也可在要求更高精度時組成閉環控制系統。

(3)無刷,電動機本體部件少,可靠性高。

(4)易于啓動、停止、正反轉及變速,響應性也好。

(5)停止時,可有自鎖能力。

(6)步距角選擇範圍大,可在幾十度至 180°大範圍内選擇。在小步距情況下,通常可以在超低速下高轉矩穩定運行,通常可以不經減速器直接驅動負載。

（7）速度可在相當寬範圍内平滑調節，同時用一臺控制器控制幾臺步進電動機可使它們完全同步進行。

（8）步進電動機帶慣性負載的能力較差。

（9）由于出現失步和共振，因此步進電動機的加減速方法根據利用狀態的不同而復雜化。

（10）不能直接使用普通的交直流電源驅動。

這里，選用常州豐源微特電動機有限公司的精密型永磁式減速步進電動機，表 9.1 列出了電動機的技術數據。

表 9.1　電動機技術數據

型號	步距角/(°)	相數	電壓/V	電流/mA	電阻/Ω
15BYHJ01	18/150	2	5	420	12
	減速比	空載運行頻率/pps	空載啓動頻率/pps	啓動轉矩/(mN·m)	鎖定轉矩/(mN·m)
	1/150	1 000	800	450	2 500

2.鋼絲軟軸

鋼絲軟軸主要用于兩個傳動機件的軸綫不在同一直綫上或工作時彼此要求有相對運動的空間傳動，也適合于受連續振動的場合和緩和冲擊。另外，軟軸安裝簡便、結構緊凑、工作適應性較强，適用于高轉速、小轉矩場合[101]。

鋼絲軟軸所具備的特點恰恰適合排牙機的結構要求，它使驅動機構步進電動機的位置向外擴展，大大降低了機構的擁擠程度，使其整個機構的外觀合理、和諧，在整個排牙機的設計中起到了重要的作用。

本設計中選用江陰市同方車業有限公司生産的直徑爲 2 mm 的鋼絲軟軸，該軟軸具有平滑、柔韌、高彈性和低振動等性能，其技術數據見表 9.2。通過實驗表明該軟軸能符合系統設計要求。

表 9.2　鋼絲軟軸的技術指標

直徑/mm	公差/mm	層數	最大正扭曲轉角/(°)	最小破壞静扭轉力矩/(N·m)	參考質量(kg/100 m)
2.0	±0.02	4	150	0.6	1.8
2.4		4	150	0.8	2.6
3.2		5	120	1.0	4.6
3.6		5	100	2.0	5.8

9.2.4 轉動機構的設計

轉動機構需要實現兩個自由度,可以將運動副設計爲螺旋機構[102]。因爲螺旋機構所具備的優點很適合排牙機的設計要求,一方面,螺旋傳動可以實現減速,較大的減速比可以解決要求的運動範圍小的問題;另一方面,螺旋可以自鎖,而且結構簡單,加工方便,運轉平穩。

圖 9.2 所示是轉動機構的一個側視圖,下方是兩個平行竪直放置的螺栓杆 1、2,它們分別連接一根由步進電動機驅動的鋼絲軟軸。當步進電動機通過聯軸器帶動軟軸轉動時,螺栓杆隨之運動,運動的同時相對于滑動板上下移動,當兩個螺栓杆的轉動一致時,轉動架帶着牙套上下移動,完成了假牙的一個移動的自由度;當兩個螺栓杆的轉動不一致時,轉動架帶着牙套旋轉,完成了一個轉動的自由度。圖中的轉動螺柱也是連接一根由步進電動機驅動的軟軸,電動機轉動時帶動着轉動螺柱的轉動,這樣轉動架就帶着牙套旋轉,也就完成了一個轉動的自由度。

這樣,這個轉動機構可以實現三個自由度的運動,且機構簡單靈巧又可以減速自鎖。

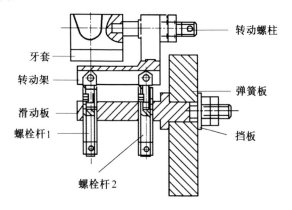

圖 9.2 轉動機構側視圖

9.2.5 移動機構的設計

1.機構的設計

采用移動機構是爲了實現彈簧板的變形,因此每一個移動機構都應該具有兩個自由度,這樣通過兩個方向的運動的合成使運動點可以達到運動平面的任意位置。關于運動的合成常有兩種方法來實現——并聯法和串聯法[103]。并聯法是施加的運動都位于同一級,這種形式的特點是節約空間,運動響應快,要求元件精度高、承載小等;而串聯法是運動一級一級地傳遞,它的特點是占用空間大、承載大、運動穩定等。

圖9.3所示是設計的并聯移動機構和串聯移動機構[104,105],經過分析

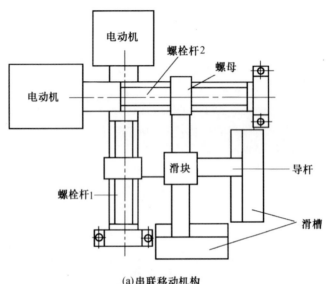

(a)串联移动机构

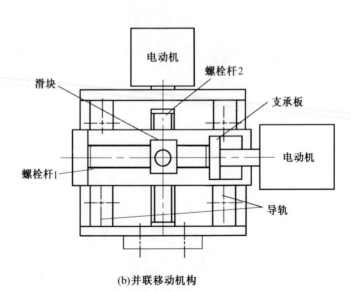

(b)并联移动机构

圖9.3 串聯移動機構和并聯移動機構的比較

可知串聯機構適合設計要求,整個機構運動能够比較穩定、準確,而且使彈簧板變形需要比較大的力,而串聯機構的受力要比并聯機構好,所以選擇串聯機構來實現[30]。

　　如圖9.4所示,移動機構主要是由一根螺栓杆和兩側的光軸導軌組成,這兩根軸起到支撑導向的作用,并承受壓力和軸向力來減少甚至取消螺栓杆的受力,同時它們的位置在螺栓杆的左右,這樣有利于運動的穩定,不發生偏轉,而且精度高。上層的移動機構的平臺設計三個孔,其中中間的是螺栓孔,與下層的螺栓杆配合,兩側的孔和下層的導軌配合,同時在平臺的上方安裝一個螺栓杆,它與另外一個步進電動機連接,與一個底面爲平面的螺母滑塊配合,控制彈簧板變形的圓柱銷就插在滑塊内。當下層的步進電動機轉動時,與之連接的螺栓杆隨之轉動,同時帶動了上層平臺的移動;當上層的步進電動機轉動時,帶動與之相連的螺栓杆轉動。由于與螺栓杆配合的螺母的底端爲平面,在平臺上滑動,所以限制了它的轉動,它只能移動。這就是兩個產生的運動垂直的移動機構單元的結構和工作原理。

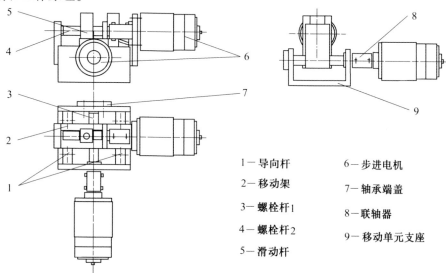

1—导向杆	6—步进电机
2—移动架	7—轴承端盖
3—螺栓杆1	8—联轴器
4—螺栓杆2	9—移动单元支座
5—滑动杆	

圖9.4　移動機構的二維圖

2.運動範圍的確定

　　螺栓杆包括導向杆的長度,是根據牙弓曲綫的變形量,即由牙弓曲綫的變化範圍所確定的,這就需要知道牙弓形狀最大以及最小時的極限尺寸。表9.3、表9.4和表9.5給出了以200例無牙上下頜弓爲樣本,無牙頜弓的分類方法、判别公式及相應的結果[31]。

表 9.3　上頜弓各參數統計表

	最大值	最小值	均值	方差
弧長(S)	13.3 cm	8.55 cm	11.23 cm	0.76 cm^2
弓寬(W)	6.4 cm	4.11 cm	5.14 cm	0.24 cm^2
弓長(L)	5.32 cm	3.14 cm	4.44 cm	0.19 cm^2
形狀特征參數(β)	5.58	1.99	3.28	0.54
長寬比(W/L)	1.75	0.88	1.17	0.02

表 9.4　下頜弓各參數統計表

	最大值	最小值	均值	方差
弧長(S)	12.88 cm	8.01 cm	9.82 cm	0.78 cm^2
弓寬(W)	6.61 cm	4.92 cm	5.47 cm	0.19 cm^2
弓長(L)	5.23 cm	2.72 cm	3.61 cm	0.17 cm^2
形狀特征參數(β)	4.81	1.42	2.81	0.34
長寬比(W/L)	2.19	1.14	1.54	0.04

表 9.5　上、下頜弓各參數平均值對照表

上頜弓	比較關系	下頜弓	差值	顯著性
S	大于($>$)	S	1.41 cm	$P < 0.01$
W	小于($<$)	W	0.33 cm	$P < 0.01$
L	大于($>$)	L	0.83 cm	$P < 0.01$
β	大于($>$)	β	0.47	$P < 0.01$
W/L	小于($<$)	W/L	0.37	$P < 0.01$

根據第 3 章上下牙弓參數和上下頜弓參數之間的匹配關系公式以及上述表中的數據,計算出上下牙弓曲綫參數的極值(單位:mm)爲

$$S_{下牙max} = 28.3 + 0.33 \times 128.8 + 0.16 \times 133 = 92.084$$
$$S_{下牙min} = 28.3 + 0.33 \times 80.1 + 0.16 \times 85.5 = 68.413 \tag{9.1}$$

$$W_{下牙max} = 15.2 + 0.39 \times 66.1 + 0.06 \times 64 = 44.819$$
$$W_{下牙min} = 15.2 + 0.39 \times 49.2 + 0.06 \times 41.1 = 36.854 \tag{9.2}$$

$$L_{下牙max} = 16.4 + 0.42 \times 52.3 + 0.22 \times 53.2 = 50.070$$
$$L_{下牙min} = 16.4 + 0.42 \times 27.2 + 0.22 \times 31.4 = 34.732 \tag{9.3}$$

將上述計算出的數據取整,求出弓長(L)、弓寬(W)、弧長(S)的取值範圍(單位:mm)爲

$$S:93-68=25, \quad W:45-36=9, \quad L:50-34=16$$

其中 W 和 L 分別意味着移動機構的運動範圍,因爲在設計中是選取四個點,這樣每一個移動機構的最小運動範圍就是 4.5 mm 和 8 mm。在設計中,根據機構的特點調整,它的運動範圍可達 10 mm 和 11 mm。

9.2.6　元件的位置排放

排牙機構中的零件以及運動單元繁多,如果不能很好地設計,將會造成運動混亂、繁雜、干涉等諸多的問題,而且機構看起來也不精巧和諧。針對這樣的問題,機構的設計又增加了一個問題,即給每一個零件找到一個合適的安放位置,使它在不干涉和影響其他零件的前提下很好地發揮作用,而且要使機構易于安裝、拆卸。這樣,整個機構采用模塊化的設計思想,將機器人的總體結構按性能等一些指標分成幾個部分,每個部分可看做一個結構單元或者運動單元。爲此設計的排牙機器人的機構就可以分爲三層,下層安放 28 個步進電動機,中間一層是移動機構(包括 8 個步進電動機),上面一層是轉動機構(包括 14 個步進電動機),這樣,整個機構看起來布置合理且運動有序。

1.步進電動機的布置

排牙機的設計用到了 50 個步進電動機,盡管分布在不同的層,但是在機構空間有限的情況下,尤其在下層排放 28 個步進電動機是需要比較大的空間的,因此對電動機進行合理的布局顯得很有意義了。

電動機通過鋼絲軟軸驅動操作機,而牙弓曲綫的形狀是冪函數的形式,所以,電動機最好是擺在操作機的軸綫延長綫上,這樣不但能擴大空間,而且又可以減少鋼絲軟軸的彎曲程度,有利于提高傳動的精度。但是如果這樣放置的話,電動機不好定位,因爲在固定電動機的時候,需要在合適的位置打孔,以安裝電動機,這樣就需要對孔的位置進行標定,而冪函數曲綫不是一個標準的曲綫,需要標定的孔的坐標只能通過直角坐標進行計算,這樣坐標值不會是整數,這無論是從標定還是從加工的角度看都會影響精度并且增加了定位過程中的復雜程度。

針對這種情況,將 28 個步進電動機排放在與冪函數的形狀相似的半個圓周上,如圖 9.5 所示,爲了減小該圓周的半徑,電動機分兩層布置,這樣在標定的時候可以采用極坐標進行計算,不但方便而且精度高。電動

機通過兩個螺栓孔與底板固定連接,選擇半徑小的一個螺栓孔在半圓周上均布排列,另外一個孔進行適當的調整,使兩個孔的連綫盡量位于操作機的軸綫延長綫上,這樣做是基于前一目的即減少鋼絲軟軸的彎曲程度。半徑的確定原則是使每個排牙機軸綫在半圓與冪函數之間的綫段盡可能相等,最上層的電動機也是按照下層電動機的原則進行布置的。

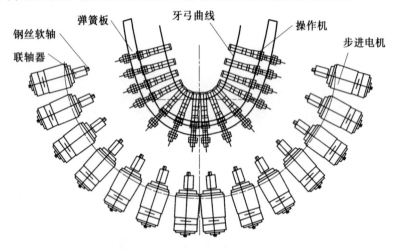

圖 9.5　步進電動機的排放位置

2.操作機零位的確定

各個操作機排列在冪函數曲綫上,涉及一個確定初始位置(即零位)的問題。操作機的初始位置的確定原則應該是使它們分別位于最經常出現的位置,即它們在不同的牙弓參數的情況下移動的範圍盡可能小。這就需要知道在通常情況下,每個位置上的人工牙的寬度能有多大,根據這個寬度值以及各個牙齒是互相接觸的原則,在牙弓曲綫上依次截取弧,使該段弧對應的弦長即爲這個位置上牙齒的寬度。

口腔醫師進行全口義齒設計的時候,通常是針對不同人的牙弓弧長大小選擇 22 號、23 號、24 號人工牙。在設計的過程中爲了知道人工牙大體的寬度的數據,選用游標卡尺分別對三種義齒的上下牙進行測量,爲了消除誤差,三次測量後取平均值,然後將三個牙號的上下牙取平均值,最後將平均值取到小數點后 1 位,得到了通常的人工牙的大體寬度,見表 9.6 和表 9.7,以此作爲依據來確定操作機的零位。

游標卡尺選擇哈爾濱量具刃具廠生產的,測量範圍是 0 ~ 200 mm,分度值是 0.02 mm;人工牙選擇上海齒科材料廠生產的合金釘瓷牙,國藥器監(準)字 65 第 1630004 號,采用標準:YY0301。

表 9.6　左側牙齒的寬度值 mm

	左1	左2	左3	左4	左5	左6	左7
22 號上	7.80	6.42	8.04	6.62	6.82	9.62	8.52
22 號下	5.62	6.02	6.42	6.82	6.72	10.70	10.04
23 號上	8.10	6.54	7.06	6.40	6.26	9.26	8.28
23 號下	5.12	5.72	6.10	6.26	6.20	9.84	9.74
24 號上	7.78	6.08	7.82	6.06	6.32	9.40	8.16
24 號下	5.42	5.42	6.24	6.82	6.04	9.82	9.42
平均值	5.06	5.48	6.24	6.52	6.52	10.00	9.50

表 9.7　右側牙齒的寬度值 mm

	右1	右2	右3	右4	右5	右6	右7
22 號上	7.90	6.54	7.72	7.02	7.02	9.74	8.62
22 號下	5.62	5.72	5.94	6.54	6.68	11.02	9.54
23 號上	8.58	6.44	7.02	6.52	6.46	9.58	8.44
23 號下	5.34	5.70	6.00	6.14	6.14	9.72	9.06
24 號上	7.56	6.52	7.46	6.50	6.40	9.08	8.52
24 號下	5.20	5.78	6.42	5.70	5.52	9.84	9.24
平均值	5.00	5.50	6.02	6.50	6.52	10.20	9.52

從以上所測得的數據,可以看出左右牙基本上是對稱的,從而確定在牙弓曲綫依次截取的弧所對應的切綫段長度 1~7 分別爲:5.0 mm、5.5 mm、6.0 mm、6.5 mm、6.5 mm、10.0 mm、9.5 mm,這樣可以確定操作機的初始位置,如圖 9.6 所示。

3.機構校核

排牙機器人結構中,重要的部分是 14 個操作機和移動機構,因爲它們是實現所需牙姿變換的主要途徑,所以需要校核一下關鍵部件的尺寸,從而能够保證排牙機器人的機械精度與剛度。

整個機器人機構基本采用 LF6 鋁合金和 45 號鋼等材料,體積小,故整體質量輕,而且不存在大的扭矩轉動,因此,很多的剛度校核與強度校核可以忽略不計。

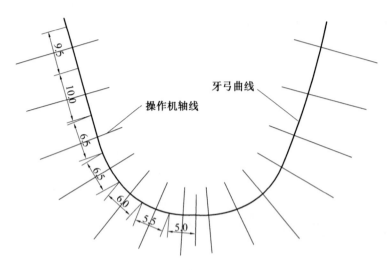

圖 9.6　各個操作機初始位置示意圖

經分析,該機構中影響精度和比較危險的部件有兩處,所以下面對這兩處進行計算。

(1) 第二螺栓杆　該螺栓杆以及兩側的導向軸一起承受着第一螺栓杆以及它的驅動電動機部分。同時,第一螺栓杆還承受着彈簧杆、滑動杆、14 個排牙機構的重力。

① 質量估算

查密度表	鋼的密度爲 7.85 g·cm^{-3}
	鋁合金密度爲 2.64 g·cm^{-3}
牙及牙套	約爲 5 g
轉動架	$400 \text{ mm}^3 \times 10^{-3} \times 2.64 \text{ g·cm}^{-3} = 1.056 \text{ g}$
旋轉螺栓	$127.17 \text{ mm}^3 \times 10^{-3} \times 7.85 \text{ g·cm}^{-3} = 0.998 \text{ g}$
滑動板	$512 \text{ mm}^3 \times 10^{-3} \times 2.64 \text{ g·cm}^{-3} = 1.352 \text{ g}$
兩個螺栓	$254.34 \text{ mm}^3 \times 10^{-3} \times 7.85 \text{ g·cm}^{-3} = 1.996 \text{ g}$
總計	上側關節的質量約爲 10 g
彈簧鋼	$18\,000 \text{ mm}^3 \times 10^{-3} \times 7.85 \text{ g·cm}^{-3} = 141.3 \text{ g}$
電動機	50 g
滑動杆	$716.5 \text{ mm}^3 \times 7.85 \text{ g·cm}^{-3} \times 10^{-3} = 5.624 \text{ g}$
擋板	$224 \text{ mm}^3 \times 10^{-3} \times 2.64 \text{ g·cm}^{-3} = 0.59 \text{ g}$
第一螺栓杆	$400 \text{ mm}^3 \times 10^{-3} \times 7.85 \text{ g·cm}^{-3} = 3.14 \text{ g}$

移動座　　　　　　　　$354.5 \text{ mm}^3 \times 10^{-3} \times 2.64 \text{ g} \cdot \text{cm}^{-3} = 0.935 \text{ g}$

第二螺栓杆承受的重力爲

$$m/\text{g} = \left(\frac{10 \times 14 + 142}{5} + 6 + 50 + 3 + 1 + 1 \right) \div 3 \approx 120$$

$$F/\text{N} = 120 \times 9.8 \times 10^{-3} = 1.2$$

② 抗彎强度校核

對第二螺栓杆進行受力分析,得出當受力位置在兩支承中間點時最危險。

第二螺栓杆截面爲圓形,截面模量爲

$$W_Z = \frac{\pi D^3}{32}$$

$$\sigma_{\max}/\text{MPa} = \frac{M}{W_Z} = \frac{1.44 \times 10^{-2} \times 32}{\pi \times (4 \times 10^{-3})^3} = 2.6 \tag{9.4}$$

由 GB699—1988 查得,45 號鋼 $\sigma_b = 600 \text{ MPa}$, $\sigma_s = 355 \text{ MPa}$,遠大于計算得出的 $\sigma_{\max}$,故此處安全。

(2) 旋轉螺栓的軸肩處　　這一部分承受牙套重力產生的彎矩,所以擰進去部分的軸肩處截面比較危險,有

$$\sigma_{\max}/\text{MPa} = \frac{M}{W_Z} = \frac{M}{\pi D^3/32} = \frac{50 \times 10^{-3} \times 7 \times 10^{-3} \times 32}{\pi \times (2 \times 10^{-3})^3} = 0.44 \text{ MPa}$$

$$\tag{9.5}$$

遠遠小于 σ_b、σ_s,故此處安全。

9.3　排牙機器人機構的三維設計

對排牙機器人整體 654 個零件(軟軸及相應的聯軸器未裝配)進行虛擬裝配,并用 UG 軟件畫出了各個零件的三維圖以及最后裝配圖,限于篇幅關係,這裏只給出轉動機構、移動機構和整體裝配圖,如圖 9.7、圖 9.8 和圖 9.9 所示。

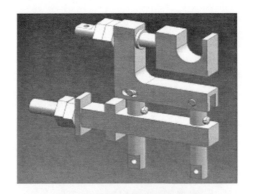

圖 9.7　轉動機構的裝配圖

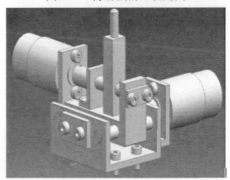

圖 9.8　移動機構的裝配圖

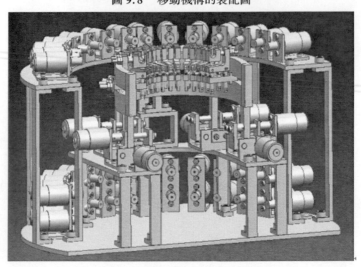

圖 9.9　排牙機器人的整體裝配圖

9.4　排牙機器人的參數優化設計

9.4.1　優化方法綜述

　　最優化方法和理論是第二次世界大戰之后迅速發展起來的一門新興學科,它具有很強的實用性,被廣泛地應用于科學計算、工程設計、管理決策、商業操作和軍事指揮等各個領域。

　　最優化方法的實用化,性能良好的優化軟件的推出功不可没。美國公司于 1984 年推出的 MATLAB 軟件包是當今世界上最好的科學計算工具,目前的最新版本 MATLAB7.0,它是一種功能强、效率高,便于進行科學和工程計算的交互式軟件包。它的應用範圍涵蓋許多現代工程技術學科的內容,今天的工程技術人員面臨着如何在短時間內高效出色地完成復雜的科研項目的難題,而 MATLAB 的出現能迅速地測試他們的構想,綜合評測系統性能,并能快速設計出更多解決方案來滿足更多更高的技術要求[106]。

　　在機構設計過程中,隨着新的性能指標的出現,特殊要求的提出,傳統的設計方法已不能滿足要求。人們要求在多個設計方案中得到最優的方案,在一系列尺寸中選擇最優的尺寸,這只有通過優化設計的方法才能解決。過去,優化設計存在着設計進行難度大,程序調試困難等諸多問題,使優化設計的實際應用很難推廣。現在由于計算機技術的發展,特別是大量的優化軟件的出現使得優化設計的實現變得容易。本設計排牙機中一些參數的優化正是基于以上有利的條件,擬采用 MATLAB 軟件進行優化。那么需要做如下工作:

　　(1) 如何選擇適宜的目標函數,確定約束條件,建立優化的數學模型。

　　(2) 根據結構優化數學模型選擇合適的優化方法。

　　(3) 運用 MATLAB 軟件的相應程序,進行優化。

9.4.2　優化模型的建立

1.優化參數的分析

　　在整個排牙操作機的設計中,除了有一些零件的尺寸大小可以計算或者憑經驗選取外,還有一些重要零件的尺寸就需要通過參數的優化設計,確定出一個最佳的尺寸。設計目標是將系統中産生的誤差減小到最小,基于這個考慮,選擇一些重要的參數進行優化設計顯得十分必要。

本機構中,牙弓曲綫的獲得是通過彈簧板的變形得到的,而彈簧板的變形是通過控制上面的幾個點的運動得以實現,所以彈簧板與真正的牙弓曲綫的吻合程度就是該系統中誤差産生的重要原因,兩者吻合程度越好,那么排出的全口義齒才越接近于人真正的牙齒。

彈簧板曲綫數學模型用擬合出來的曲綫來表示,因爲彈簧板的變形是由幾個點驅動的,所以,在已知幾個點的情況下,通過擬合函數就可以獲得曲綫方程。

2.優化問題的一般數學模型

優化問題的數學表達式一般可表述爲

$$f(x) \rightarrow \min; \quad \boldsymbol{x} \rightarrow \{x_1, x_2, \cdots, x_n\} \tag{9.6}$$

$$h_k(x) = 0, \quad k = 1, 2, \cdots, p \tag{9.7}$$

$$g_i(x) \geqslant 0, \quad i = 1, 2, \cdots, m \tag{9.8}$$

式中　　$f(x)$——目標函數;

$\boldsymbol{x}$——設計變量,是 n 維向量;

$h_k(x), g_i(x)$——等式和不等式約束函數[34]。

3.彈簧板的優化數學模型

(1)目標函數　優化的目的是使彈簧板變形后的曲綫與牙弓曲綫之間誤差值最小,即

$$W(X) \rightarrow \min \tag{9.9}$$

(2)設計變量　一般來説,設計變量越少,優化也就越簡單,所以設計變量必須慎重地選擇。一般通過兩種方法選擇設計變量:其一是消去某些設計變量,首先要求最終要考慮的那些變量,經過自己選擇的這些變量可揭示出指導下一步設計的信息。其二是采用共同的設計變量,用不同的設計變量來定義每個單元往往是不必要甚至不希望的。實際的約束可能要求一些單元具有一個或幾個共同的設計變量。

用彈簧板擬合牙弓曲綫的時候,定義彈簧板變形后形成的曲綫與牙弓曲綫之間的誤差作爲計算誤差,有很多因素影響着這個誤差值的大小,比如,擬合點的個數和坐標、彈簧板的材料、受力以及尺寸形狀等。這裏的計算考慮一些理想情況,彈簧板的各個部分的受力均匀,材料一定,再根據以上原則,選定擬合點的個數、坐標作爲設計變量。

（3）約束函數　性能約束——性能約束也稱爲功能約束，是根據設計對象應滿足的功能要求而建立的約束條件。對于結構優化問題，性能約束主要可考慮對結構强度、剛度及振動模態應滿足的要求。本問題中只計算形狀的問題，所以無需定義性能約束。

邊界約束——邊界約束又稱區間約束，它規定了設計變量的取值範圍。本課題中，需要排14顆牙，再加上一個不動點原點外，共15個點，因此定義 $3 \leqslant n \leqslant 15$；根據口腔醫師的統計，人類的牙弓寬度的最大值是 52 mm，所以確定橫坐標的取值範圍是 $-26 \leqslant x_i \leqslant 26(1 \leqslant i \leqslant n)$。

綜上所述，彈簧板擬合牙弓曲綫優化問題的數學模型爲

$$W(n, x_i, y_i) \rightarrow \min, \quad i \in [1, n] \tag{9.10}$$

9.4.3　優化模型的計算

下面通過建立合適的數學模型方程，用 MATLAB 軟件對設計變量進行優化計算，因爲將兩個設計變量一起分析考慮難度比較大，因此對兩個設計變量分別優化計算。

1.設計變量 n 的優化計算

用彈簧板擬合牙弓曲綫的時候，選取的擬合點的個數很重要，它直接影響擬合出的曲綫與真正的牙弓曲綫之間的誤差。究竟選擇幾個點合理，對此展開以下分析。

（1）誤差的定義　兩條曲綫擬合程度的好與壞，可以從很多角度去衡量，這裏選擇兩條曲綫所圍成的面積來衡量，如圖 9.10 中陰影部分的面積。采用 MATLAB 中的 trapz(x,y) 函數來計算該面積[107]，這個函數是用表格形式定義的，是針對函數關系不知道或者很難求出來，只知道一組樣本點和樣本的值，免去了求函數關系式的過程，而且當步長取得相對較小的時候，精度會達到很高。

圖 9.10 是以兩中切牙間隙中點爲原點建立的坐標系，任意選取了某一個牙弓曲綫，方程爲

$$y = 0.003\ 166 \mid x \mid^{2.844\ 2} \tag{9.11}$$

選取的擬合點包括坐標原點、曲綫的兩個端點，還有就是位于($-26,26$)範圍內的一些點。由于設計變量的取值範圍是 $3 \leqslant n \leqslant 15$，所以要對 n 取不同值時計算誤差值進行比較。

（2）誤差值的計算與分析　曲綫采用最小二乘法擬合時，實際是求一個系數向量，該系數向量是一個多項式的系數。MATLAB 中提供解決使

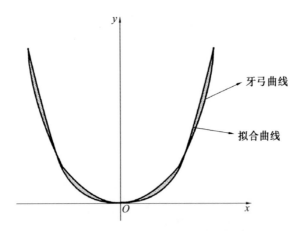

圖 9.10　牙弓曲綫和擬合曲綫的比較

用最小二乘法進行曲綫擬合的函數。調用格式爲

$$[P,S] = polyfit(x,y,m) \tag{9.12}$$

函數根據采樣點 x 和采樣點函數值 y，産生一個 m 次多項式 P 及其在采樣點的誤差向量 S。其中 x、y 是兩個等長向量，P 是長度爲 m+1 的向量。

編寫 MATLAB 函數程序，計算出擬合點數不同時點的坐標以及誤差值。爲了簡化程序的復雜性，選取擬合點的橫坐標在橫軸上均布。

下面列出了 $n = 5$ 的時候，所編寫的 MATLAB 函數程序：

```
x = [- 26   - 13   0   13   26];
y = [33.4949   4.6643   0   4.6643   33.4949];
p = polyfit(x,y,4)
x1 = - 26:0.1:26;
y1 = polyval(p,x1);
y2 = 0.003166 * (abs(x1).^2.8442);
plot(x,y,' * ',x1,y2,x1,y1);
y3 = abs(y2 - y1);
trapz(x1,y3)
axis equal;
grid on;
```

當擬合點的個數改變時，兩條曲綫擬合的情況如圖 9.11 所示。圖 9.11(a) ~ (g) 反映了擬合點從 15 到 3 的擬合曲綫和牙弓曲綫的擬合關系。從圖中可以看出，$n = 3$ 的時候，兩條曲綫明顯地分開，吻合程度很不好,説明三個點擬合不滿足設計要求。其他情況下擬合的效果還比較好。

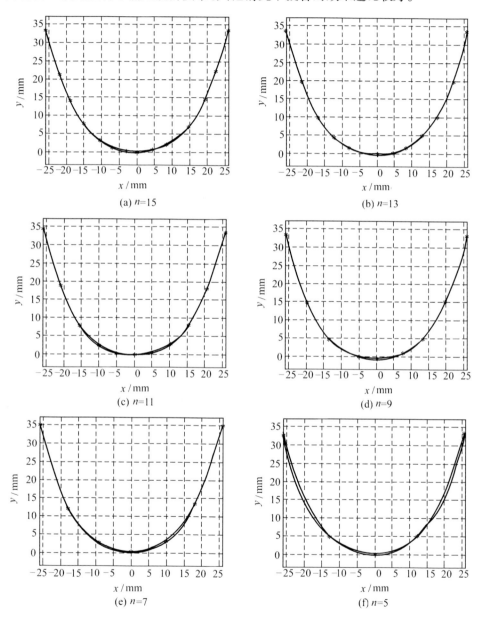

(a) $n=15$

(b) $n=13$

(c) $n=11$

(d) $n=9$

(e) $n=7$

(f) $n=5$

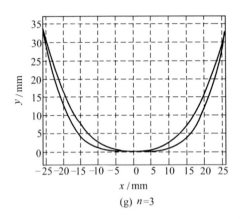

(g) $n=3$

圖 9.11　擬合點個數不同時擬合情況比較

　　從擬合圖中看不出明顯的差別,爲此通過程序計算出了每一種情況下的誤差和,以對誤差進行量化的分析,見表 9.8。

表 9.8　擬合點數不同時點的坐標以及誤差值

擬合點數	x 值 /mm	y 值 /mm	誤差 /mm²
3	± 26;0	33.494 9;0	104.731 2
5	± 26; ± 13;0	33.494 9;4.664 3;0	18.848 8
7	± 26; ± 18; ± 9;0	33.494 9;11.769 5;1.639 0;0	11.395 0
9	± 26; ± 19.5; ± 13; ± 6.5;0	33.494 9;14.778 4;4.664 3; 0.647 5;0	11.084 9
11	± 26; ± 20.8; ± 15.6; ± 10.4; ± 5.2;0	33.494 9;17.756 1;7.834 2; 2.472 6;0.344 3;0	10.794 1
13	± 26; ± 21.5; ± 17.2; ± 12.9; ± 8.6; ± 4.3;0	33.494 9;19.508 9;10.341 9; 4.563 0;1.440 2;0.200 5;0	10.604 4
15	± 26; ± 22.3; ± 185; ± 14.8; ± 11.1; ± 7.4; ± 3.7;0	33.494 9;21.645 1;12.723 3; 6.744 8;3.456 6;0.939 2; 0.138 1;0	11.103 6

　　從表格同樣可以看出 $n=3$ 時,誤差達到 104.731 2,這個值很大;而當 $n=5$ 的時候,誤差明顯減小到 18.848 8;當 n 逐漸增大的時候,誤差基本穩定在 10、11 左右;最後當 $n=15$ 時,誤差又開始上升。

　　因此,可以得出結論,當 $n=13$ 時,誤差最小。但是在選擇 n 的值時,不僅要考慮使誤差值盡可能的小,還要使設計的機構具有實際意義。如果

選擇 $n = 13$,就要意味着需要 12 套移動機構,這樣在機構空間有限的前提下實現會很困難,所以,選擇 $n = 5$,這樣只要 4 套移動機構就可以實現。

綜上所述,從誤差小以及方案可行兩方面考慮,確定擬合點的個數爲 5。

2.擬合點位置的優化計算

通過前面的分析可知,5 個擬合點中兩個點選在曲線的兩端點,還有一個不動點位於坐標系的原點,即兩個切牙連線的中點,剩下兩個點的位置還需要分析。

(1)誤差的定義　　在計算擬合點的個數時選擇兩條曲線所圍成的面積來衡量誤差的大小,這種方法所得到的是坐標橫軸上任意點的誤差和,并不能得到每一點的誤差的大小。在誤差總和比較小,但某一點的誤差值相對較大的情況時,這也不是設計者所希望的。因此,要綜合分析,不但按照兩條曲線所圍成的面積來衡量,還要通過計算得出單個點處的誤差值。

如圖 9.12 所示,點 A 是牙弓曲線上任意一點,經過點 A 作曲線的切線,再作過 A 點的切線的垂線,該垂線與擬合曲線相交於點 B,線段 AB 的長度即爲所求的誤差。

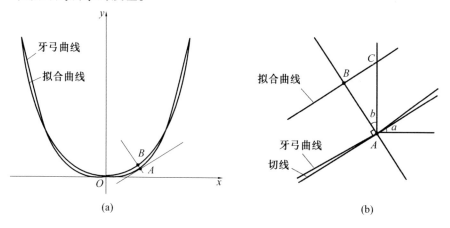

圖 9.12　擬合誤差的定義

(2)誤差的分析與計算

① 通過計算單個點誤差值進行衡量。計算圖 9.12 中線段 AB 的長度,可以通過以下幾個步驟:

a.根據點 A 的坐標,求出點 A 處曲線的導數(切線斜率)。

b.得到過點 A 的垂線的方程。

c.求出垂綫與擬合曲綫的交點 B 的坐標。

d.利用兩點間距離公式求出綫段 AB 的距離。

用這種方法編寫程序,計算量比較大。因此,可以近似計算出 AB 的距離,過點 A 作垂綫與擬合曲綫相交于點 C,擬合曲綫方程可以求出,因此可以求出點 C 坐標,進而知道綫段 AC 的距離。由于綫段 AB 距離比較小,可以看做切綫與擬合曲綫近似平行,因此,$\angle a = \angle b$,設切綫的斜率是 K,有

$$| AB | = \cos b \, | AC |$$

由 $\angle a = \angle b$,得

$$| AB | = \cos a \, | AC | \tag{9.13}$$

$$K = \tan a$$

$$| AB | = \frac{1}{\sqrt{1 + K^2}} \, | AC |$$

經過計算得出了誤差的計算公式,這種方法比較簡單可行,由于計算出的誤差值有正有負,所以采用誤差的平方,使其化爲正值。MATLAB編寫的程序如下:

```
for i = 0.5:0.5:25.5
a = - 26 + i;
b = 26 - i
c = 0.003166 * (b.^2.8442);
x = [- 26  a  0  b  26];
y = [33.4949  c  0  c  33.4949];      % 擬合點的坐標
p = polyfit(x,y,4);        % 得到 4 次多項式的系數
x2 = - 26:0.5:26;
y2 = polyval(p,x2);
x1 = - 26:0.5:26;
y1 = 0.003166 * (abs(x1).^2.8442);
y3 = y1(:,54:105);
y4 = y2(:,54:105);
x3 = x1(:,54:105);
y5 = y2(:,53:105);
k = sqrt(1./(diff(y5).^2 + 1)    % 求出該點曲綫的曲率平方根
res = ((y3 - y4).* k).^2;    % 誤差的平方值
```

max _ res = max(res)　% 求出誤差平方最大值

end

該程序是分別計算出不同擬合點時誤差平方的最大值,運行結果如下。

橫坐標(單位爲 mm)

25.5,25.0,24.5,24.0,23.5,23.0,22.5,22.0,21.5,21.0,20.5,20.0, 19.5,19.0,18.5,18.0,17.5,17.0,16.5,16.0,15.5,15.0,14.5,14.0,13.5, 13.0,12.5,12.0,11.5,11.0,10.5,10.0,9.5,9.0,8.5,8.0,7.5,7.0,6.5, 6.0,5.5,5.0,4.5,4.0,3.5,3.0,2.5,2.0,1.5,1.0,0.5

對應的誤差平方值依次爲(單位爲 mm²)

0.8805,0.8355,0.7919,0.7494,0.7072,0.6652,0.6238,0.5849, 0.5463,0.5080,0.4713,0.4364,0.4019,0.3685,0.3375,0.3072,0.2782, 0.2513,0.2251,0.2012,0.1786,0.1621,0.1952,0.2351,0.2802,0.3311, 0.3911,0.4580,0.5333,0.6206,0.7176,0.8252,0.9493,1.0875,1.2404, 1.4108,1.6051,1.8202,2.0581,2.3213,2.6224,2.9565,3.3274,3.7396, 4.7294,5.3227,5.9930,6.7567,7.6397,8.7123

從這些數據可以得到,當橫坐標 x = 15.0 時,誤差的平方值最小爲 0.162 1,所以選擬合點的橫坐標位置是 15.0。這種情況下,所擬合的曲綫與牙弓曲綫比較,誤差的最大值是 0.162 1 的平方根即 0.402 6 mm。圖 9.13 所示爲 x = 15.0 時的擬合曲綫以及誤差。

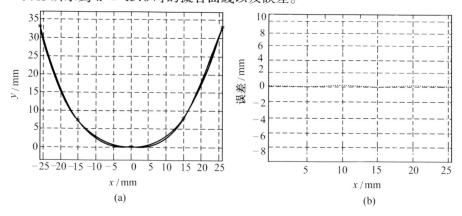

圖 9.13　擬合點數爲 5 時的曲綫以及誤差

② 通過計算兩條曲綫所圍成的面積衡量誤差。前面分析了單個點處誤差的值,下面還要通過兩條曲綫所圍成的面積來衡量誤差的值,看看兩

者是否存在矛盾。編寫的 MATLAB 程序如下：

```
for i = 0.5:0.5:25.5
a = - 26 + i;
b = 26 - i;
c = 0.003166 * (b.^2.8442);
x = [- 26  a  0  b  26];
y = [33.4949  c  0  c  33.4949];
p = polyfit(x,y,4);
x1 = - 26:0.1:26;
y1 = polyval(p,x1);
y2 = 0.003166 * (abs(x1).^2.8442);
y3 = abs(y2 - y1);
t = trapz(x1,y3);
end
```

計算結果如下：

28.3657,27.2585,26.1473,25.0445,23.9603,22.9043,21.8856,
20.9129,19.9946,19.1383,18.3517,17.6418,17.0152,16.4782,16.0369,
15.6968,15.4631,15.3407,15.3342,15.4477,15.6851,16.0501,16.5460,
17.1759,17.9425,18.8484,19.8961,21.0877,22.4252,23.9107,25.5459,
27.3327,29.2729,31.3685,33.6215,36.0341,38.6091,41.3493,44.2586,
47.3412,50.6025,54.0494,57.6901,61.5356,65.5997,69.9010,74.4650,
79.3279,84.5458,90.2156,96.5487

當 $x = 16.5$ 時，面積值最小，爲 $15.334\ 2\ \mathrm{mm}^2$，在這里取擬合點爲 $x = 16.5$。前面計算出的 $x = 15$，與這個數據基本吻合，所以選擇擬合點的範圍是 $x \in [15, 16.5]$。

在機構的實現上選擇彈簧板上某一點的位置，這個位置應該是確定的，應該選擇一個合適的點。$x = 15$ 是根據近似的計算得到的，而 $x = 16.5$ 這個數據比較準確，所以選擇擬合點的坐標應該更靠近 $x = 16.5$，取 $x = 16$。

在排牙機的設計中，有一些零件的設計參數非常重要，它直接影響着系統的精度，因此，對這些參數要進行優化設計，確定最優解很有必要。本節就是對形成牙弓曲綫的彈簧板上控制點的個數以及控制點的位置進行了優化設計，應用强大的數學軟件 MATLAB 6.5 編寫程序進行分析比較，最后確定在彈簧板上兩個由移動機構控制的孔位置,使其擬合的曲綫與牙弓曲綫的誤差最小。

9.5 多操作機排牙運動學及路徑規劃

9.5.1 排牙機器人運動學問題分析

1.運動學問題描述

影響機器人控制性能的一個重要内容是機器人運動學問題。機器人是一種可重復編程且有多種功能的機械手。機器人運動學既含有一般機械運動學的内容,又反映機器人的獨特内容。機器人的運動學問題,包括機器人運動方程的表示、求解,以及機器人的雅可比矩陣分析和計算等[108]。這些内容是研究機器人運動學和控制的重要内容。

機器人的運動學是研究機械臂的運動及其控制特性,其逆運動學求解在機器人的控制中占有重要地位,它直接關系到運動分析、離綫編程、軌迹規劃等。通常,機器人的期望軌迹都是在笛卡兒坐標中描述的,因此逆運動學求解過程就是將機器人的終端執行器在工作空間中的位置和姿態轉化到關節空間中的過程[109]。

2.運動學問題分析方法

國外機器人運動學的研究較早,很多學者運用解析法、幾何法及數值迭代法對機器人逆問題做了大量研究工作,目前一般機器人運動學逆問題均已解決,但對于有任意結構和有冗余自由度的機器人運動學逆問題研究還不够充分。計算機器人逆解的方法通常有以下幾種:

(1)幾何解法 將三維問題轉化爲平面上的矢量投影,通過幾何關系求取各關節變量。

(2)迭代法 通過計算機遍歷搜索的方法,運用迭代法計算各關節變量。

(3)代數解法(分離變量法) 將機器人末端的位姿分解爲臂部和腕部兩部分,因爲一般情況下,機器人前三個關節變量僅與機器人末端點的位置有關,而后三個變量與末端點的姿態有關。分離變量法的原則是保證左端僅有一個關節變量,尋找一個恰好右端某項是常數或僅含該變量的等式,依次求出各關節變量。

幾何法有一定的限制,即必須保證機器人的前 3 個節點的封閉形式解在幾何上存在。此外，一類機器人的封閉形式解不能用于其他不同幾何形狀的機器人。迭代法依賴于起始點，可收斂于單一解。用神經網絡方法求解機器人運動學逆解即屬于迭代法，但神經網絡方法與傳統迭代法又有所不同，即所需計算與機器人的自由度無關，而是依賴于網絡的結構。以非綫性函數爲神經元激勵函數構成的多層前向神經網絡及誤差反向傳播算法（Error Back Propagation，BP）在機器人的逆運動學求解中得到了一定應用。由于 BP 網是全局逼近網絡，BP 算法采用的是優化算法中的梯度下降法，這樣就不可避免地會存在局部極小問題，收斂速度慢，訓練時間長。

9.5.2　排牙機器人運動學逆運算

爲了實現機器人的控制，將已知的末端關節的姿態也就是牙齒的位姿轉化成未知的步進電動機的脉冲數，需要對排牙機進行運動學的逆運算。

排牙機器人具有特殊的結構，它不是一系列連杆通過轉動或移動關節串聯而成，所以在計算的時候不能采用 Denavit 和 Hartenberg 提出的方法，因此，對不同的關節應該采取不同的方法來分析計算。該操作機器人具有 5 個自由度，包括位于機構上側的 3 個關節和機構下側的 2 個關節。需要對上下側關節分別考慮計算，其中上側各個關節的計算比較簡單，而下側關節的計算由于涉及彈簧板的形狀是一個復雜曲綫的問題，所以計算起來比較復雜。

1.上側 3 個關節的計算

排牙機器人上側的 3 個關節就是轉動機構，具有兩個轉動的自由度和一個移動的自由度，對轉動的自由度采用口腔修復學的術語分別稱作近遠中向傾斜和唇舌向傾斜。

（1）近遠中向轉動關節　　近遠中向的自由度的實現位于機械手的末端，其實現以及計算比較簡單，是通過電動機的轉動帶動鋼絲軟軸的轉動，由于鋼絲軟軸與牙套固接，所以牙套就實現了近遠中的傾斜。

在上位機的排牙軟件中計算出每顆牙齒的位置和姿態后，這些數據通過串口傳給單片機，進而控制電動機的動作。設某一顆牙齒的近遠中向傾斜角度是 θ，則相應的電動機的轉角爲 $\phi = \theta$。

（2）上下移動關節　　排牙機的另外兩個關節是實現牙齒的上下移動的自由度和唇舌向傾斜的自由度。電動機帶動鋼絲軟軸以及與鋼絲軟連接的螺栓杆轉動的同時,由于螺母的限制,螺栓杆産生移動。當兩個螺栓杆移動的大小和方向都相同時,牙套就産生上下移動的自由度;反之,則産生轉動自由度。

設某一顆牙齒需要達到的位置是 l(相對于初始位置),螺旋的導程是 p,電動機的轉角是 ϕ,則

$$l = \frac{\phi}{360} \cdot p \quad 即 \quad \phi = 360 \cdot \frac{l}{p} \tag{9.14}$$

所以,當某一顆牙齒的上下移動距離是 l 時,控制兩根鋼絲軟軸的電動機要一起轉動,轉角是 $\phi = 360 \cdot \frac{l}{p}$。

(3) 唇舌向轉動關節　　當牙齒需要唇舌向轉動時,兩個鋼絲軟軸要具有不同的運動才能産生轉角。在設計機構中,將一根軟軸的位置放在牙齒的中綫的下方,這樣省去了角度的換算,而且,在控制時只需要使另一根軟軸産生運動即可,這樣不但使計算得到了簡化而且控制也更加簡單了。

設某一顆牙齒的唇舌向轉動的角度是 α,電動機的轉角是 ϕ,鋼絲軟軸需要移動的距離是 l,已知兩根鋼絲軟軸之間的距離 d 爲 12 mm,則

$$l = 12 \cdot \tan \alpha \tag{9.15}$$

$$\phi = 360 \cdot \frac{l}{p} = 360 \cdot \frac{12 \cdot \tan \alpha}{p} \tag{9.16}$$

所以,當某一顆牙齒需要的唇舌向轉角是 α 時,只需要一根鋼絲軟軸動作,其相應的電動機的轉角是 $\phi = 360 \cdot \frac{12 \cdot \tan \alpha}{p}$(其中 p 是螺旋導程)。

2.下側兩個關節的計算

(1) 彈簧板曲綫方程的推導　　前面分析的都是在牙弓曲綫上的情况,但是最后機構的運動是要通過彈簧板曲綫來實現的,所以有必要推導彈簧板曲綫的方程,它是將牙弓曲綫偏移 20 mm 時得到的。

給定平面參數曲綫

$$\boldsymbol{C}(t) = [x(t), y(t)], \quad t \in [0,1] \tag{9.17}$$

稱其爲生成曲綫,設其有切綫。$\boldsymbol{C}(t)$ 的偏移量由 d 的偏移曲綫定義爲[110]

$$\boldsymbol{C}_0(t) = \boldsymbol{C}(t) + d \cdot \boldsymbol{N}(t), \quad t \in [0,1] \tag{9.18}$$

其中 $\boldsymbol{N}(t)$ 爲曲綫 $\boldsymbol{C}(t)$ 在參數 t 處的單位法向量,即

$$N(t) = \frac{1}{\sqrt{x'^2(t) + y'^2(t)}} [- y'(t), x'(t)] \qquad (9.19)$$

牙弓曲綫的偏移曲綫方程計算如下:

將牙弓曲綫方程寫成平面參數方程的形式爲

$$C(t): \begin{cases} x(t) = t \\ y(t) = \alpha \cdot t^\beta \end{cases} \qquad (9.20)$$

冪函數處處有切綫,這裏,偏移曲綫在牙弓曲綫的外側,其偏移量 d 爲 -20 mm,其生成曲綫 $C_0(t)$ 的方程爲

$$C_0(t) = C(t) - 20 \cdot N(t) \qquad (9.21)$$

下面求 $N(t)$。因爲

$$x'(t) = 1, \quad y'(t) = \alpha \cdot \beta \cdot x^{\beta-1}$$

所以

$$N(t) = \frac{1}{\sqrt{1 + \alpha^2 \cdot \beta^2 \cdot t^{2\beta-2}}} [- \alpha \cdot \beta \cdot t^{\beta-1}, 1]$$

所以彈簧板曲綫的參數方程爲

$$C_0(t): \begin{cases} X(t) = t - \dfrac{20 \cdot \alpha \cdot \beta \cdot t^{\beta-1}}{\sqrt{1 + \alpha^2 \cdot \beta^2 \cdot t^{2\beta-2}}} \\ Y(t) = \alpha \cdot t^\beta + \dfrac{20}{\sqrt{1 + \alpha^2 \cdot \beta^2 \cdot t^{2\beta-2}}} \end{cases} \quad t \in [- 26, 26]$$

$$(9.22)$$

式中 t—— 牙弓曲綫上某點的橫坐標。

(2)彈簧板上控制點的位置計算　前面已經計算出了在牙弓曲綫上擬合點的位置,但是這個數據不是最終需要的,需要的是彈簧板上的控制點的位置。在這裏控制點的位置可以用直角坐標表示,也可以用曲綫弧長表示,下面分別對這兩種情況進行計算。

如圖9.14所示,點 A、B、D、E 爲控制點,點 C 爲不動點,現在已知點牙弓曲綫上 A'、B'、D'、E' 的直角坐標,它們分別對應彈簧板中綫上控制點 A、B、D、E,由于曲綫兩邊對稱,所以只需求出點 D 和 E 的直角坐標以及弧 S_1 和 S_2 的長度。

①點 D 和 E 的直角坐標。在計算 D 和 E 的直角坐標前,先計算一下牙弓曲綫上 D' 和 E' 的直角坐標。它們位于牙弓曲綫上,其方程爲

$$y = \alpha \cdot x^\beta \qquad (9.23)$$

其中,$\alpha = 0.003\ 166, \beta = 2.844\ 2$。

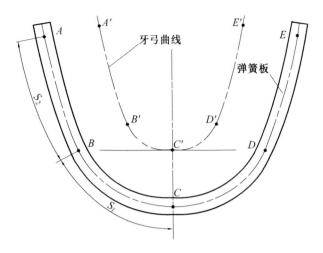

圖9.14　擬合點的位置表示

將點 D 和 E 的橫坐標代入方程得

$$\begin{cases} x_{D'} = 16 \\ y_{D'} = 0.003\,166 \times 16^{2.844\,2} = 8.419\,2 \end{cases}$$

$$\begin{cases} x_{E'} = 26 \\ y_{E'} = 0.003\,166 \times 26^{2.844\,2} = 33.494\,9 \end{cases}$$

由上一節推導出的彈簧板的曲綫方程得牙弓曲綫上的點 D' 和 E' 所對應的彈簧板曲綫上的點 D 和 E 坐標爲：

D 點坐標

$$\begin{cases} X_D = 16 - \dfrac{20 \times 0.003\,166 \times 2.844\,2 \times 16^{2.844\,2-1}}{\sqrt{1 + 0.003\,166^2 \times 2.844\,2^2 \times 16^{2 \times 2.844\,2-2}}} = 32.629\,4 \\[4mm] Y_D = 8.419\,2 + \dfrac{20}{\sqrt{1 + 0.003\,166^2 \times 2.844\,2^2 \times 16^{2 \times 2.844\,2-2}}} = -2.692\,2 \end{cases}$$

E 點坐標

$$\begin{cases} X_E = 26 - \dfrac{20 \times 0.003\,166 \times 2.844\,2 \times 26^{2.844\,2-1}}{\sqrt{1 + 0.003\,166^2 \times 2.844\,2^2 \times 16^{2 \times 2.844\,2-2}}} = 45.294\,3 \\[4mm] Y_E = 33.494\,9 + \dfrac{20}{\sqrt{1 + 0.003\,166^2 \times 2.844\,2^2 \times 26^{2 \times 2.844\,2-2}}} = 28.229\,0 \end{cases}$$

② 弧長 S_1 和 S_2 的值。已知弧微分公式有

$$\mathrm{d}l = \sqrt{1 + y'^2}\,\mathrm{d}x \quad 或 \quad \mathrm{d}l = \sqrt{(\mathrm{d}x)^2 + (\mathrm{d}y)^2} \tag{9.24}$$

　　這里,需要積分的彈簧板曲綫方程不是普通方程的形式,而是以參數方程給出的形式,所以選用式(9.24)中后一種弧微分公式,盡管如此,還是不能直接計算,因爲彈簧板曲綫的參數方程的形式比較復雜,直接積分是無法計算的,所以采用MATLAB編寫程序進行計算。當步長選取的比較小時,積分的結果與真實值的誤差還是很小的。計算弧長 S_1 的 MATLAB 程序如下:

```
h = 0.01;                                    % 給出積分步長值
a = 0.003166;b = 2.8442;                     % 曲綫參數
s = 0;
for n = 0:h:16
t1 = n;
k1 = a * b * t1^(b - 1);
k11 = 1./sqrt(k1.^2 + 1);
x1 = t1 + 20 * a * b * t1^(b - 1) * k11;     % 點的橫坐標
y1 = a * t1^b - 20 * k11;                     % 點的縱坐標
t2 = n + h;
k2 = a * b * t2^(b - 1);
k22 = 1./sqrt(k2.^2 + 1);
x2 = t2 + 20 * a * b * t2^(b - 1) * k11;     % 下一個點的橫坐標
y2 = a * t2^b - 20 * k11;                     % 下一個點的縱坐標
ds = sqrt((x2 - x1)^2 + (y2 - y1)^2);        % 兩點間的弧微分
s = s + ds                                    % 將弧微分求和
end
```

計算后得到弧長爲 $S_1 = 41.145\ 2$ mm, $S_2 = 36.850\ 0$ mm。

　　(3) 下側兩個關節的運動學計算　　以上論述了彈簧板的曲綫方程的形式以及其上的擬合點位置,在這個基礎上,可以進行排牙機下側控制水平面内兩個移動關節的運動學計算。在排牙機開始工作的時候,它需要根據該患者的牙弓參數進行各個關節的動作,這個動作量就是需要求解的值。在設計中定義彈簧板曲綫的初始形狀的方程中的系數爲 $\alpha_1 = 0.003\ 166$, $\beta_1 = 2.844\ 2$,如圖9.15所示,設患者的牙弓曲綫的參數爲 α_2、β_2,工作時,彈簧板發生變形使控制點 A 運動到 A',這個過程中,點的坐標改變了,但弧長却没有變化,也就是說,弧長 OA 和 OA' 的長度相等。

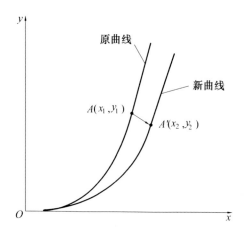

圖 9.15　彈簧板變形后的控制點的位置變化

關節運動的範圍是向量 $\boldsymbol{P} = \overrightarrow{AA'}$,所以

$$\begin{cases} P_x = \overrightarrow{AA'}_x = x_2 - x_1 \\ P_y = \overrightarrow{AA'}_y = y_2 - y_1 \end{cases} \tag{9.25}$$

根據前面計算,可知 $x_1 = 32.629\ 4$, $y_1 = -2.692\ 2$。爲了求出 P_x 和 P_y,需要求解出 x_2 和 y_2。

設弧 OA' 的長度爲 S,新曲綫的方程爲 $f(x)$。如果利用弧微分公式 $S = \int_0^{x_2} \sqrt{1 + f(x)'}\,\mathrm{d}x$,未知量 x_2 是積分上限,不好求解,因此用 MATLAB 編寫一個循環程序,目的是將曲綫分成很多小微段,求出每一小段的弧長,一點一點累加,判斷每一次累加的結果是否超過弧長 S,如果超過則程序停止,并輸出此時點的坐標。具體的程序代碼如下:

```
h = 0.01;                          % 步長值
a = ?;b = ?;                       % 這裡輸入患者牙弓曲綫參數
l = 41.1452;                       % 弧長值
s = 0;n = 0;
while s < = l
t1 = n * h;
k1 = a * b * t1^(b − 1);
k11 = 1./sqrt(k1.^2 + 1);
x1 = t1 + 20 * a * b * t1^(b − 1) * k11;     % 點的橫坐標
```

```
y1 = a * t1^b - 20 * k11;                    % 點的縱坐標
t2 = (n + 1) * h;
k2 = a * b * t2^(b - 1);
k22 = 1./sqrt(k2.^2 + 1);
x2 = t2 + 20 * a * b * t2^(b - 1) * k11;      % 下一個點的橫坐標
y2 = a * t2^b - 20 * k11;                     % 下一個點的縱坐標
ds = sqrt((x2 - x1)^2 + (y2 - y1)^2);         % 兩點間的弧微分
s = s + ds;
n = n + 1;
end
x1, y1                                        % 輸出坐標值
```

首先在程序里輸入患者的牙弓曲綫的參數,就會計算出彈簧板曲綫的控制點所要達到的位置坐標,該段程序是計算中間的控制點,如果計算兩端的控制點的坐標,則需把弧長 l 的值改成 36.850 0。上面程序求出了機械手所要到達的目標位置的坐標,即公式中的 x_2、y_2,把它們的值代入式(9.25) 中即可得到機械手的運動矢量 P_x 和 P_y。

9.6　排牙機器人運動路徑控制

9.6.1　路徑規劃和運動控制解決的問題

路徑規劃技術是機器人研究領域中的一個重要分支。所謂機器人的最優路徑規劃問題,就是依據某個或某些優化準則(如工作代價最小、行走路綫最短、行走時間最短等),在其工作空間中找到一條從起始狀態到目標狀態的能避開障礙物的最優路徑[111,112]。

在運動路徑的控制系統中,按機械運動的軌迹分類,可分爲點位、直綫、輪廓控制等。點位控制(position control) 又稱爲點到點控制(point to point control),是一種從某一位置向另一位置移動時,不管中間的移動軌迹如何,只要最后能正確達到目標位置的控制方式。這類控制在移動過程中,對兩點間的移動速度及運動軌迹沒有嚴格要求,可以先沿一個坐標移動完畢,再沿另一個坐標移動,也可以沿多個坐標同時移動。直綫控制(straight control) 又稱爲平行控制(parallel control),這類運動除了控制點到點的準確位置之外還要保證兩點之間移動的軌迹是一條直綫,而且對

移動的速度也要進行控制。輪廓控制（contouring control）又稱爲連續軌迹控制（continuous path control），這類運動能够對兩個以上運動坐標的位移及速度進行連續相關的控制，因而可以進行曲綫或曲面的運動。現代數控機床及機器人絕大多數采用兩個坐標或兩個坐標以上聯動的功能[113]。

　　路徑規劃算法可分爲直角坐標空間中的路徑規劃和關節坐標空間中的路徑規劃，由于機器人末端工具的運動最終是由關節變量控制的，所以如果能够在關節坐標空間中進行軌迹規劃，既省時又可以避免雅可比矩陣的奇異引起的速度失控。但一般的關節坐標空間和直角坐標空間的變量之間不是綫性關系，所以關節變量呈現綫性變化時，直角坐標空間中機器人末端工具的運動軌迹并不形成直綫。只有那些對路徑没有要求的作業，才能在關節坐標空間中進行直接規劃[114,115]。在機器人對于運動路徑有嚴格要求的作業，比如連續弧焊作業，就必須在直角坐標空間中進行規劃，然后將規劃得到的直角坐標空間中的軌迹序列運用機器人運動學反解算法變換到關節坐標空間中，再進行關節運動軸的控制。

9.6.2　直角坐標空間路徑規劃算法

　　設直角坐標空間中一般路徑的空間曲綫方程爲[116]

$$\begin{cases} x = x(t) \\ y = y(t) \\ z = z(t) \end{cases} \tag{9.26}$$

式中　　x、y、z——機器人在直角坐標空間中的三維位置坐標；

　　　　t——時間參數。

　　爲了便于控制實現，最好用弧長參數給出曲綫的參數方程，考慮起點初始參數爲 s_A 的曲綫參數方程爲

$$\begin{cases} x = x(s_A) + x(s) \\ y = y(s_A) + y(s) \\ z = z(s_A) + z(s) \end{cases} \tag{9.27}$$

式中　　s——曲綫的弧長參數。

　　利用弧長計算公式

$$s = \int_{\alpha}^{\beta} \sqrt{x'(t)^2 + y'(t)^2 + z'(t)^2}\, \mathrm{d}t \tag{9.28}$$

求解出 $t = t(s)$，代入式（9.26）就可以得到式（9.27）所示以弧長爲參數的曲綫方程。

設定規劃軌迹更新周期爲 Δt,也就是説每隔 Δt 生成一個插值點,軌迹期望的運動時間爲 T,則軌迹插補序列的長度爲

$$n = \frac{T}{\Delta t} \tag{9.29}$$

對于等弧長進給速度的運動路徑段,每次插補弧長的增量 $\Delta s = \frac{s}{n}$,可以得到軌迹插補序列爲

$$\begin{cases} x_k = x(s_A) + x(k\Delta s) \\ y_k = y(s_A) + y(k\Delta s) \\ z_k = z(s_A) + z(k\Delta s) \end{cases} \quad k = 0,1,\cdots,n \tag{9.30}$$

9.6.3 二自由度機械臂的插補算法

二自由度機械臂在直角坐標平面内只有 x、y 二維坐標,在運動控制系統中用得最多的是直綫插補和圓弧插補算法,其他的復雜曲綫可以由一些直綫段和圓弧段來逼近。

1.直綫插補算法

已知,起始點直角坐標 (x_0, y_0),目標點直角坐標 (x_1, y_1),軌迹更新周期爲 Δt,軌迹期望的運動時間爲 T。

求解,二自由度機械臂直綫插補位置序列。

使用等速度規劃,直綫插補序列的長度爲 $n = \frac{T}{\Delta t}$,每一次插補弧長的進給量爲 $\Delta s = \sqrt{\Delta x^2 + \Delta y^2}$,對于直綫規劃,等弧長進給等效于 Δx、Δy 的進給,每一次插補 x、y 方向的變化量爲

$$\Delta x = \frac{x_1 - x_0}{n}, \quad \Delta y = \frac{y_1 - y_0}{n} \tag{9.31}$$

直綫位置插補序列爲

$$\begin{cases} x_k = x_0 + k\Delta x \\ y_k = y_0 + k\Delta y \end{cases} \quad k = 0,1,\cdots,n \tag{9.32}$$

2.圓弧插補算法

已知,在 $x - y$ 平面内繪制一條從 (x_A, y_A) 到 (x_B, y_B),以 (x_0, y_0) 爲圓心,r 爲半徑,圓心角爲 θ 的圓弧,如圖 9.16 所示。

求解,圓弧插補位置序列。

設起點 (x_A, y_A) 對應的圓心角爲 θ,如果插值序列長度爲 n,每一次

插值圓心角的增量爲 $\Delta\theta = \dfrac{\theta}{n}$,則圓弧插值序列爲

$$\begin{cases} x_k = x_0 + r\cos(\theta_0 + k\Delta\theta) \\ y_k = y_0 + r\sin(\theta_0 + k\Delta\theta) \end{cases} \qquad (9.33)$$

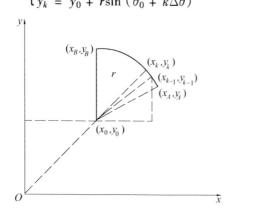

圖 9.16　圓弧插補算法

9.6.4　排牙機器人的路徑控制

　　這裏選用連續路徑控制即 CP 控制作爲排牙機器人的路徑控制,它的優點在于,使機器人識別路徑的工作變得簡單,從而節省了控制用的計算機存儲單元。要實現 CP 控制,必須進行位置控制,并且是對目標坐標的連續控制。但是,要指定全部路徑需要存儲大量的目標坐標,這時如果采用傳統的模擬式位置隨動系統,精度將變差,這是 CP 控制的不足之處。于是不直接進行連續軌迹(CP)的控制,而是在初始點和目標點之間設置多個目標點,確定各個點的坐標,這個過程稱爲插補。

　　插補點的間隔必須確定,同時即使不進行路徑控制所經路徑也必須有一個允許的誤差範圍,一般地,如果允許誤差範圍即位置精度爲 δ,則插補點的間隔通常爲 10 δ[117]。

　　排牙機器人的機構比較特殊,通過前面的分析可知,它可以分成上下兩個運動部分,機器人的下面一部分是來實現牙齒在平面內的位置的,當這部分機構運動的時候不會影響上面的機構實現牙齒的位姿,反之也是這樣。因此,在考慮路徑控制時,可以分別進行討論。

　　下側機構是由 8 個電動機分別實現 4 個控制點的位置,這 4 個點是對稱的,因此只需要考慮 2 個點就可以。爲了使彈簧板在變形的過程中能自

然地發生形變,避免某一點處的應力比較大,應該使各個點從初始位置到達目標位置完成運動的時間一樣,這是因爲中間的控制點移動的距離要比端點處的控制點小,根據這些分析,可以進行如下的計算。

1. 下側關節的路徑控制

首先進行中間的控制點的路徑控制。設起始點爲直角坐標(x_0, y_0),目標點爲直角坐標(x_1, y_1),則控制點要走過的直綫長度爲

$$s = \sqrt{(x_1 - x_0)^2 + (y_1 - y_0)^2} \tag{9.34}$$

每一次插補的進給量一般取精度的 10 倍,排牙機的精度 0.1 mm,所以插補進給量 $l = 1$ mm,插補次數爲 $n = \dfrac{s}{l}$。

對于直綫規劃,等弧長進給等效于 Δx、Δy 的進給,每一次插補 x、y 方向的變化量爲

$$\Delta x = \frac{x_1 - x_0}{n}, \quad \Delta y = \frac{y_1 - y_0}{n} \tag{9.35}$$

直綫位置插補序列爲

$$\begin{cases} x_k = x_0 + k\Delta x \\ y_k = y_0 + k\Delta y \end{cases} \quad k = 0, 1, \cdots, n \tag{9.36}$$

步進電動機的初始步距角是 $18°$,減速比爲 150,所以步距角爲

$$\theta = \frac{18°}{150} = 0.12° \tag{9.37}$$

一個步距角所對應的機構移動的距離爲

$$h = \frac{0.12}{360}P = \frac{1}{3\,000}P \tag{9.38}$$

式中　　P——螺距。

所以每一次插補所對應的兩個方向的電動機需要走的步數分別爲 $\dfrac{\Delta x}{h}$ 和 $\dfrac{\Delta y}{h}$。

下面來進行端點處的控制點的路徑控制。根據中間點的路徑規劃得出插補的次數 n,將端點處的控制點的插補次數也定爲 n,這樣可以使各個點同時完成運動。這個部分的算法同上,這里不再闡述。

2. 上側關節的路徑控制

上側關節實現牙齒的兩個轉動和一個移動的自由度,每一個運動的量都很小,因此主要考慮各個牙齒在運動過程中的干涉問題。爲了避免牙

齒間的干涉存在,首先分析每一顆牙齒通常情況下的運動趨勢。

在三個自由度中,在近遠中方向上牙齒是向兩側牙齒的方向上傾斜,因此,產生干涉的可能最大,其他兩個自由度是上下移動和唇舌向傾斜,它們運動的方向上沒有其他牙齒,產生干涉的可能性小,所以避免近遠中方向上的干涉更爲重要。這個方向的自由度是通過電動機直接驅動的,電動機的步距角是 0.12°,牙齒的動作範圍通常爲幾度,因此可以滿足要求。

根據表 3.2 描述牙齒的精確位置可以得出:

(1) 在近遠中方向上,不論上頜前牙還是下頜前牙(中切牙、側切牙、尖牙) 都是頸部向遠中方向傾斜,只有中切牙可能垂直。

(2) 在近遠中方向上,上頜後牙中的兩顆前磨牙垂直,兩顆磨牙頸部向近中方向傾斜。

根據以上分析,確定的路徑控制方案如下:

(1) 從中切牙開始到磨牙,相對應的電動機依次作用一個步距角,然后判斷各顆牙是否到了目標位置,到了目標位置的牙齒則停止運動;對于沒有到目標位置的牙齒則繼續按照從中切牙開始到磨牙方向作用相應的電動機,直至所有的牙到達目標位置。

(2) 唇舌向傾斜的自由度和垂直方向上移動的自由度是通過兩個螺旋機構的運動實現的,它們運動的過程中干涉的可能比較小,因此,只需要根據前一節介紹的運動學的運算得出各個牙齒從初始位置到達目標位置電動機所走的步數。

第 10 章 包含 14 個獨立操作機的排牙機器人設計

10.1 包含 14 個獨立操作機的排牙機器人系統的總體方案

10.1.1 單機器人操作機方案分析

全口義齒的計算機輔助制作系統是現今一個有待完善的課題。目前,在這個領域中比較有實力的研究機構是由北京理工大學機器人中心和北京大學口腔醫學院聯合組成的課題組。他們研究出的全口義齒機器人制作系統硬件部分是由計算機、機器人操作機、電磁手爪、光固化膠、固化光源、排牙工作臺、排牙托盤、定位塊和標準散牙庫等組成。

1.它的主要工作過程

(1) 首先取得反映患者口腔軟硬組織的印模,并測量出參數。

(2) 由計算機和醫生共同完成對患者義齒的三維模型的設計,并選出散牙的型號。

(3) 由計算機算出各顆牙的位置和姿態。

(4) 由計算機控制機器人到牙庫中抓取定位塊并放到裝有光固化膠的托盤中,六自由度機器人按已算好的數據來調整各個關節,使其達到要求的位置和姿態。

(5) 由固化光源使定位塊在光固化膠中固定,從而達到需要的位置。

(6) 固定后,機器人與定位塊分離,執行下一顆牙的排列任務直到排完 14 顆牙。

(7) 手工將排牙器定位銷插入定位塊中,再將各個散牙安放到排牙器的共軛牙套中,向排牙器中澆入液態石蠟連接各散牙成爲一體。這樣,各個散牙都達到了自己的目標姿態,從而得到義齒牙列的最終排列,完成機器人的排牙工作。

2.系統分析

全口義齒機器人制作系統由于采用了單個機器人進行排牙,機器人是次序地進行排牙,這樣就存在一個問題,即第一個排完后如何固定。這里采用光固化膠進行固定。由于所有的定位塊都放到一個盛有液態光固化膠的托盤中,光固化膠固化程度就成了一個難題。如果光照時間短,定位塊將像浮冰一樣漂浮在液態光固化膠中,排完的牙列明顯變形,不能達到目標的位置和姿態;如果光照時間足夠長,雖然使光固化膠大面積固化,但卻影響了下一個定位塊的擺放,因爲第二個擺放位置的光固化膠可能已經被固化,第二個定位塊無法排列。再有,由于經過定位塊、排牙器等中間過程間接地進行全口義齒的制作,存在相互轉換,這在一定程度上會影響排牙的精度。另外,由于光固化膠的成本非常高,而每個義齒的排列又需要大量的光固化膠(托盤中要有一定的深度,已保證定位塊姿態和位置所需的空間),這樣全口義齒的成本會變得非常高,排牙成本的提高勢必會影響全口義齒機器人制作系統的推廣。

10.1.2 包含 14 個獨立操作機的排牙機器人方案

由北京理工大學研制出的全口義齒機器人所出現的問題主要是由于采用單個機器人。如果采用多個機器人進行全口義齒制作,所有問題將迎刃而解。限于人牙列的結構,即牙齒每一列都是有 14 顆散牙組成的,每顆牙在空間上又需要六個自由度方向的固定,這就決定了多操作臂排牙機應有 14 個獨立的操作臂,且每個獨立的操作臂又需要有六個自由度。也就是說多操作臂自動排牙機一共有 84 個自由度。

人的牙列在尺寸上是比較小的(相對于普通六自由度機器人),而且限于牙列的結構,又需要把 14 個獨立的操作臂排放到一起,這在多操作臂自動排牙機上實現起來有一定的困難。爲了減小各個自由度關節的運動範圍,提出了多操作臂軌道的曲線形狀應盡力逼近牙列曲線,而且軌道的掃過曲線必須是光滑曲線,即曲線上任意位置處處可導。由公式 $y = \alpha x^{\beta}$ 且考慮到加工制造的因素,所以選用了半圓形軌道。

首先,將單個操作臂定義在一個三維坐標里。設沿環形軌道切綫方向爲 x 軸,且順時針爲正方向;平行環形軌道爲 y 軸,指向圓心的方向爲正方向;z 軸爲垂直軌道的方向,竪直向上爲正方向,如圖 10.1 所示。

選用了環形的軌道,使 14 個獨立的操作臂像扇骨一樣排列在環形軌道上面,那麼就需要每個操作臂在一個扇形區域里,而且,操作臂與操作臂之間要留有一定的運動空間。

由于選用了多操作臂系統,可以在同一時間進行多個牙的排列,而且不需要中間過程(定位塊、排牙器之間的對接)以及價格昂貴的光固化膠,

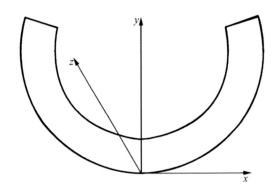

圖 10.1　坐標軸方向

只要在多操作臂同時排牙后,用液態石蠟澆注就可以完成全口義齒的初步制作過程,其主要過程如下:

(1) 人工將牙齒排到相應的牙套里。

(2) 自動排牙機接受計算機的位置姿態數據,由步進電動機驅動各個關節以達到目標位置和姿態,且 14 顆牙同時排列。

(3) 排完后,用液態石蠟澆注,得到義齒牙列的最終排列,完成機器人的排牙工作。

從上面的叙述可以看出,多操作臂自動排牙機不但解決了由北京理工大學研制的全口義齒機器人的所有缺點,而且還會使制作全口義齒的成本顯著降低,因此將有利于多操作臂自動排牙機的推廣。

10.2　排牙機器人的機構設計

多操作臂自動排牙機的總體方案決定了自動排牙機是由多個操作臂組成的,且每個操作臂由六個自由度組成,它們分別是沿 x 軸、y 軸、z 軸和繞 x 軸、y 軸、z 軸六個自由度。沿 x、y、z 軸的運動控制義齒的位置,而繞 x、y、z 軸的運動控制義齒的姿態,其坐標軸已在圖 10.1 中設定。

10.2.1　環形軌道的設計

環形導軌不但要解決各個單獨操作臂的 x 軸的運動軌迹問題,而且還要其支撑 14 個獨立的操作臂,這種結構就決定了使用常規的軌道,即雙軌加滑塊導軌是不能滿足要求的。

因爲如果將導軌做成弧綫,那么就要把滑塊與導軌配合的地方做成彎孔,這種形狀的孔在加工上是很難實現的,而且上述結構會使 14 個機械臂的重量都集中到兩端,軌道的中間變形會很大,不能保證牙列精度的要求。因此,在這個基礎上提出了新的 U 形截面軌道,如圖 10.2 所示。

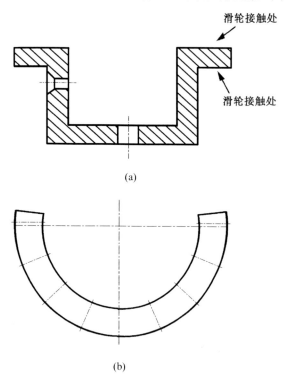

圖 10.2　U 形截面軌道

這種 U 形軌道可在單個操作臂上安上幾組輪子與圖 10.2 所示的滑輪接觸處接觸,這樣就不會出現難加工的問題,而且軌道的下面與多操作臂自動排牙機的機體相連也不會出現懸臂支撐的情況。

它的內側可以通過相連的環形齒條與操作臂上的齒輪嚙合來實現沿 x 方向的運動,如圖 10.3 所示。

10.2.2　位置機構的設計

位置機構沿 x 方向上的運動已經在前面做了簡要的介紹。下面主要介紹與軌道配合的機構設計和沿 y、z 軸運動的機構設計。

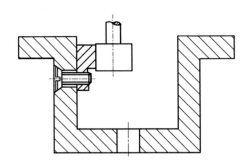

圖 10.3　齒輪與環形齒輪之間的嚙合

在沿 x 軸運動中與環形軌道配合的單操作臂上的機構,是由 4 組共
12 個小輪組成的機構導軌架,小輪放在輪架上,輪架裝在 x 軸導軌架上,
如圖 10.4 所示。

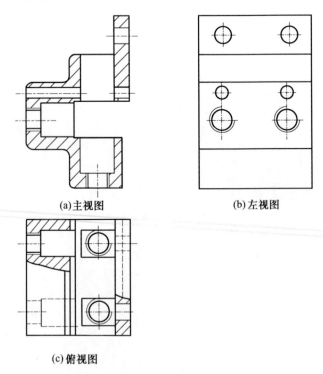

(a)主視图　　　　　(b)左視图

(c)俯視图

圖 10.4　x 軸導軌架結構

在整個單操作臂中,一共有兩個這樣的導軌架。實際上這兩個導軌架
是用電動機托架連到一起的,電動機托架如圖 10.5 所示,在設計上可以

將它們連到一起,只是因爲在加工 x 軸導軌架時比較困難,才將設計結構分成三個部件。小輪和輪架在實際中是由一個緊固螺釘調節其位置的。目的是使小輪能與導軌架貼合到一起,以達到一定的精度,其結構如圖 10.6 所示。

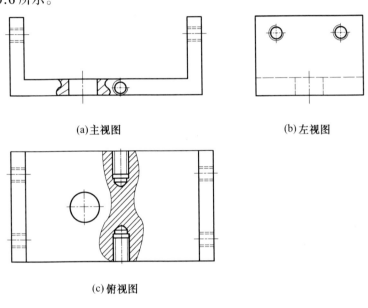

(a)主視圖　　　　　　　　　　　　　(b)左視圖

(c)俯視圖

圖 10.5　電動機托架

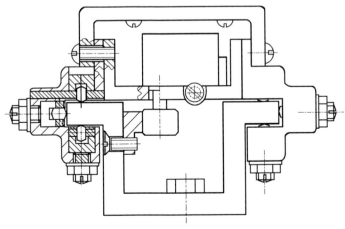

圖 10.6　沿 x 軸運動單元

在圖 10.6 的上單元中,電動機托架、導軌架和上支架用螺釘連接,使其成爲一體。在調節螺釘上(即緊固螺釘)用一個止動墊圈和一個小扁六角螺母使螺釘不相對于導軌架轉動,目的是防止小輪産生松動。

沿 y、z 軸運動的機構可以不采用環形,而用直綫形的軌道。所以,基本結構選用常規類形的導軌。這種軌道技術相對比較成熟,制造相對容易,且成本較低,精度較高。由于在本設計方案中沿 x 軸方向尺寸要求比較嚴格(目的是爲了減小整個多操作臂自動排牙機的整體尺寸),就要把常規導軌的雙軌所確定的平面做成與 y 軸平行的結構。

在導軌的裝配方面,首先不能讓導軌從電動機方向裝到導軌架上,因爲這樣將無法把導軌端蓋、軸承蓋裝到導軌架上,因此把裝入位置設計在電動機放置處的另一面。再者就是導軌長度的確定。導軌長度是由目標位置(所需導軌最長的目標位置)加上由調節姿態位置偏離目標位置時的最大補償量。

爲了使多操作臂自動排牙機的總體質量降低,導塊的形狀就設計成最小形狀。

整個導軌是由電動機帶動絲杠,絲杠的轉動使導塊移動,整個機構達到目標位置。那麼,爲了達到一定的精度就要使絲杠螺紋間距比較小,并且,這樣做還可以使導軌的移動在規定速度範圍内,提高電動機轉速,使電動機運行在高功率下。

10.2.3 姿態機構的設計

多操作臂自動排牙機的姿態位置是由 3 個自由度組成的,采用了比較常用的三軸垂直相交于腕點的手腕結構,即歐拉腕,如圖 10.7 所示。

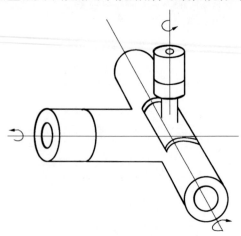

圖 10.7 歐拉腕

　　這種手腕在理論上可以達到任意姿態。在本設計方案中各個關節只要有 ±10° 即滿足需要。爲了使控制姿態自由度中的各個關節在 x 方向上的尺寸滿足要求,因此設計了圖 10.8 所示的方案。

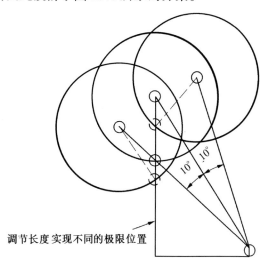

調节长度实现不同的极限位置

圖 10.8　單個操作臂的結構原理及其運動範圍

　　圖 10.8 中標注的 10° 分別是關節的上下極限位置,虛綫是連杆在不同極限位置的位置。箭頭所指的是由一個螺杆和螺母配合的裝置,它通過螺杆的旋轉來調節連杆與底架之間的距離來實現關節的不同姿態。圖中的小圓環是機構中的鉸鏈,它們可以繞圓心旋轉。

　　控制姿態自由度單個關節的具體結構如圖 10.9 所示。螺杆與底架的連接處,選用了一個球面副,它的作用是既要保證其余底架的相對轉動,又要使螺杆在 z 軸方向上與底架保持靜止。

　　在多操作臂排牙機器人的機構設計方面,在不影響排牙精度的前提下,始終遵循兩條原則:一是盡量使機構的尺寸減小;二是盡量使機構的質量最小。

　　控制姿態的整體機構如圖 10.10 所示。

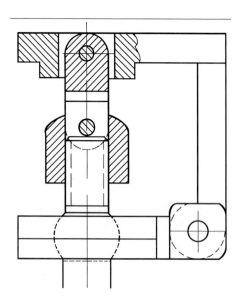

圖 10.9　控制姿態自由度的單個關節

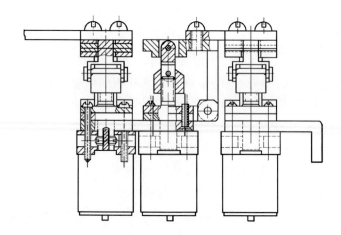

圖 10.10　控制姿態的整體機構

10.3 標準元件的選擇和連接

在多操作臂自動排牙機的機構中,標準元件有電動機、軸承、螺釘和螺母等。

沿 x 軸驅動的電動機,由于沒有減速裝置(如螺杆螺母),而是直接與小齒輪相連,這樣就必須選用一個帶有減速器的電動機,在選用時考慮到功率以及單操作臂整體尺寸和安放電動機的電動機托架的尺寸,所以選用了一個直徑爲 28 mm 的減速電動機。這個電動機是由常州豐源微特電動機有限公司生產的 28BYJ01,其步距角是 $5.6°$,相數爲 4,電壓爲 12 V,減速比爲 1/64。

從電動機的特性曲綫可以看出,當電動機在 300 r/min 以下工作時,電動機的轉矩約爲 3.5 mN·m。在 5 個電動機中沿 z 軸運動的電動機所需要的最大(在 300 r/min 下),所以只要按這個位置的標準選用,其他情況均可適用。

質量估算:

前支杆的質量約爲

$$2.7 \text{ g·cm}^{-3} \times (3 \text{ mm} \times 3 \text{ mm} \times 170 \text{ mm} + 14 \text{ mm} \times 13 \text{ mm} \times 3 \text{ mm})/1\ 000 \approx 5.61 \text{ g}$$

姿態機構中一個單元的質量約爲 50 g;牙及牙套約爲 5 g;電動機約爲 12 g;其他零部件共約 50 g;導塊約爲 50 g,總質量約爲

$$(50 \text{ g} + 12 \text{ g}) \times 3 + 5.61 \text{ g} + 5 \text{ g} + 50 \text{ g} + 50 \text{ g} \approx 298 \text{ g} \approx 0.3 \text{ kg}$$

$$0.3 \text{ kg} \times 10 \text{ N/kg} = 3 \text{ N}$$

由公式

$$\omega T\eta = FV, \quad \omega = \frac{2\pi n}{60}, \quad V = \frac{nt}{60}, \quad t = 1 \text{ mm}$$

即

$$\frac{2\pi n}{60} T\eta = F \frac{nt}{60}$$

得到

$$F = \eta \frac{2\pi T}{t} = 0.5 \times \frac{2 \times 3.14 \times 3.5 \text{ N·mm}}{1 \text{ mm}} = 10.99 \text{ N} > 3 \text{ N}$$

$$(10.1)$$

由式(10.1)可知,選用的電動機滿足要求。

由于電動機的連接部分與整個機構的設計有沖突,因此以上 5 個電動機與機構部分的連接都使用了過渡塊。

軸承的選用主要是依據尺寸選取。在用到軸承的地方載荷都比較小，所以載荷不是選軸承的依據。由于螺杆的直徑是 6 mm，所以選用 MR85ZZ，該軸承主要參數爲：內徑 5 mm，外徑 8 mm，寬 2.5 mm。

10.4　機構校核

經過分析，影響整個機構精度和比較危險的零部件一共有兩個，下面分別進行校核計算。

10.4.1　前支杆的撓度計算

運用疊加法計算前支杆的撓度。

(1) 自身重力所產生的撓度，如圖 10.11 所示。

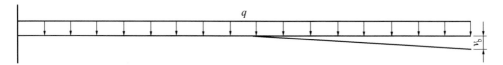

圖 10.11　自身重力的撓度圖

由公式 $v_b = -\dfrac{ql^4}{8EI}$，且 $E = 70$ GPa，得

$$I = \frac{bh^3}{12}$$

因爲 $b = h = 3$ mm，所以算出 $I = 6.75$ mm^4。

$$v_{b1}/\text{mm} = -\frac{4.5/1\,000 \times 9.8 \times 3^4}{8 \times 70 \times 6.75} = -0.000\,945$$

(2) 立杆和牙套所產生的撓度，如圖 10.12 所示。

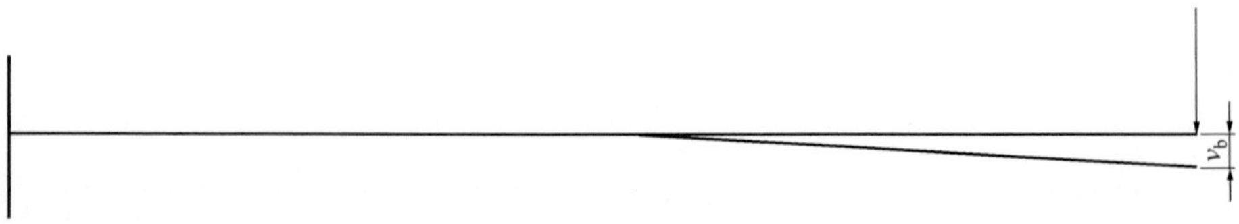

圖 10.12　立杆和牙套重力所產生的撓度圖

由公式 $v_{b2}/\text{mm} = \dfrac{pl^3}{3MI}$，得

$$v_{b2}/\text{mm} = -\frac{5/1\,000 \times 9.8 \times 0.17^3}{3 \times 70 \times 10^9 \times 6.75 \times 10^{-12}} = 1.7 \times 10^{-5} = -0.017$$

$$v_b/\text{mm} = v_{b1} + v_{b2} = -0.017 - 0.009\,45 = -0.026\,45$$

10.4.2 z 軸支架上的螺釘校核

螺釘受力如圖 10.13 所示。

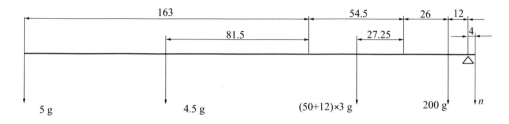

圖 10.13　螺釘受力

由力矩平衡公式可知

$[50 \times (163 + 54.5 + 26 + 12) + 45 \times (81.5 + 54.5 + 26 + 12) +$
$(50 + 12) \times 3 \times (27.25 + 26 + 12) + 200 \times 12]/1\,000 \times 9.8 - 4n = 0$

求得　　　　　　　　$n \approx 86.1$ N

因爲有兩個螺釘連接,故每個螺釘承受約 43.05 N 的力。

所選螺釘爲 $d = 3$ mm,所以

$$\sigma/\text{MPa} = 43.05/[\pi \times (\frac{3}{2})^2] \approx 6.09$$

螺釘選用 5.6 級,查表可知 $\sigma_B = 500$ MPa, $\sigma_S = 300$ MPa。

$[\sigma] = \dfrac{\sigma_S}{[S_S]}$,M3 螺釘的 $[S_S]$ 爲 6,所以有

$$[\sigma] = 300 \text{ MPa}/6 = 50 \text{ MPa} \geqslant 6.09 \text{ MPa}$$

由此可知選用的螺釘滿足要求。

10.5　基于 Pro/E 的自動排牙機的三維設計

Pro/E 是由美國參數技術公司(Parametric Technology Corporation)推出的一款機械設計自動化(Mechanical Design Automation,MDA)三維設計應用軟件。本節用 Pro/E 設計了位置機構、姿態機構、單個操作臂,并完成了整體裝配。

x 軸導軌架的三維結構如圖 10.14 所示。

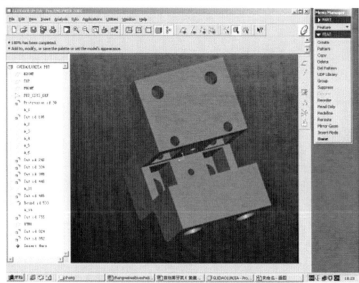

圖 10.14　x 軸導軌架的三維結構

沿 x 軸運動單元的裝配結構如圖 10.15 所示。

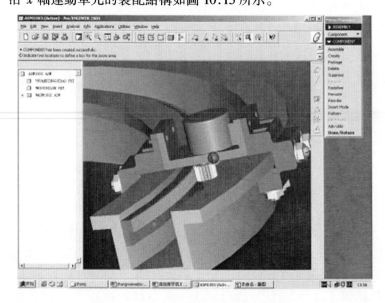

圖 10.15　沿 x 軸運動單元的裝配結構

沿 y 軸運動單元的裝配結構如圖 10.16 所示。

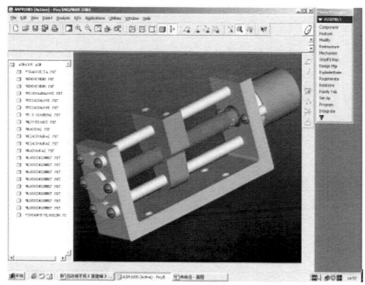

圖 10.16　沿 y 軸運動單元的裝配結構

姿態機構的單自由度單元結構如圖 10.17 所示。

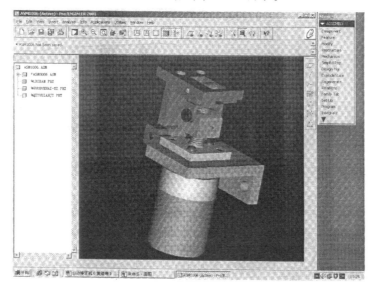

圖 10.17　姿態機構的單自由度單元結構

姿態機構整體裝配結構如圖 10.18 所示。

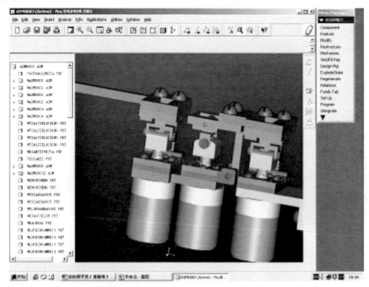

圖 10.18　姿態機構整體裝配結構

單個操作臂的三維裝配結構如圖 10.19 所示。

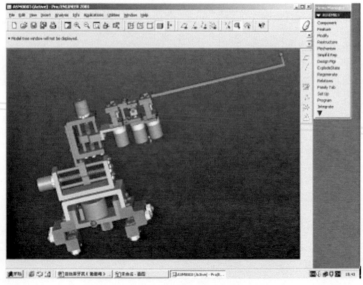

圖 10.19　單個操作臂的三維裝配結構

整體裝配圖,即多操作臂自動排牙機器人的三維結構如圖 10.20 所示。

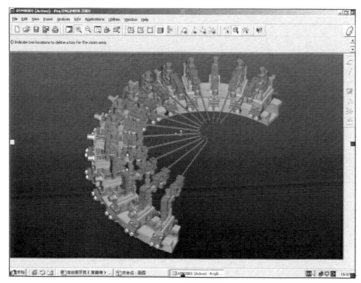

圖 10.20　多操作臂自動排牙機器人的三維結構

10.6　排牙機器人設計過程分析

10.6.1　多操作臂排牙機器人的工作過程

多操作臂自動排牙機是一個機電結合的自動化程度比較高的現代化產品,它可以代替長久以來用人工排牙的歷史,必將帶來全口義齒醫學的高技術革命。

這套多操作臂自動排牙機制作系統的主要工作過程是,由醫生取患者的頜面印模,將印模所獲得的數據輸入計算機,經計算機和醫生共同完成多患者的全口義齒三維模形,之后,計算機算出每顆義齒要達到目標位姿時,每個步進電動機所需要脉冲數,并同時送給每一個步進電動機,來實現在同一時間完成所有義齒的排列。

10.6.2　機構設計的總體分析

在機構設計方面始終遵循以下規則:

（1）在能够完成全口義齒制作的同時盡量減小機構整體尺寸。

（2）在能保證設計精度要求的同時，盡量減小整體機構的質量。

本着這兩條設計規則，在沿 x 軸運動的機構上選用了環形導軌的結構，這種導軌結構不僅可以實現整個排牙的需要，而且還能有效地縮小整體尺寸，并能保證一定的精度要求。在沿 y、z 軸運動的結構中選用了比較常見的導軌結構，因爲這種結構技術比較成熟，加工容易、精度高，且成本低。在姿態機構設計中選用了歐拉腕結構，這種結構在實現姿態的調整時有一定的優勢，它在理論上通過對各個自由度調整可以實現任意姿態，且結構比較簡單。爲了在某些方向上減小尺寸，設計中關節上運用了螺旋機構來調整姿態，這種結構的另外一個優點是，它是一個減速機構，能使電動機工作在高轉速下，有利于使電動機提供比較大的輸出功率，這樣就可以選用體積小、轉速高的高性能電動機。

10.6.3　關于多操作臂排牙機器人的討論

（1）在機構設計中運用優化設計方法，在能保證一定精度的同時使每一個零部件具有比較小的質量和尺寸。

（2）在牙套的設計方面還是建議使用排牙器，只是在原有的排牙器上面作一些改進，例如在軟膠和橫臂中間加一個立柱，使立柱與橫臂有一定的角度，這個角度是在該位置的義齒的傾斜角度，角度值應該使用數理統計的方法算出一個最貼近所有患者的角度。這樣就可以使整個機構運動範圍縮小，從而使整體尺寸和質量減小。

（3）在電動機的選用方面，由于該機構的結構特殊，在現有的微電動機中找不到連接孔比較合適的電動機（沿 y、z 軸和繞 x、y、z 軸運動單元的電動機），所以在電動機和機構中間使用了過渡塊或連接塊之類的零件，使機構變得復雜，且加大整體的質量，在連接上也不如直接連接可靠。應該與電動機生產廠商訂做特殊形號的電動機，以滿足多操作臂自動排牙機器人的需要。

（4）可以將沿 x 軸運動的導軌架做成扇形，這樣整個單操作臂在一個扇形當中，如圖 10.21 所示。這樣可以更有效地控制整體的穩定性，提高排牙精度。

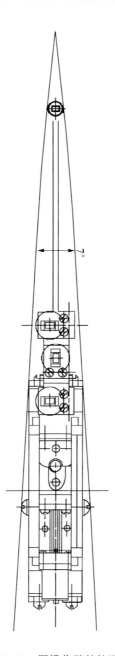

圖 10.21　單操作臂的俯視圖

參考文獻

[1] SIMON D, HEBERT M, KANADE T. Techniques for fast and accurate intra-surgical registration[C]. Proceedings of the First International Symposium on Medical Robotics and Computer Assisted Surgery, Pittsburgh, PA, September, c1994:90 – 97.

[2] ALGORRI M E, SCHMITT F. Deformable models for reconstructing unstructured 3d data [C]. Springer Verlag publishers, Proceedings of the First International Conference on Computer Vision, Virtual Reality and Robotics in Medicine, CVRMed '95, Nice, France, April 3 – 6, 1995:420 – 426.

[3] KANG H. Robotic Assistants aid surgeons during minimally invasive procedures [J]. IEEE Engineering in Medicine and Biology, 2001(1):94 – 104.

[4] DARIO P, GUULIElMELLI E. Robotic for medical applications[J]. IEEE Robotics and Automation Magazine, 1996(9):44 – 56.

[5] MUNOZ V F, VARA – THORBECK C, DEGABRIEL J G, et al. Medical robotic assistant for minimally invasive surgery[C]. Proceedings of the 2000 IEEE International Conference on Robotics and Automation, San Francisco, CA, USA, April 24 – 28, v3, 2000:901 – 2906.

[6] KRUPA A. Automatic calibration of a robotized 3D ultrasound imaging system by visual servoing [C]. Proceedings of the 2001 IEEE International Conference on Robotics and Automation, Seoul, Korea, May21 – 26, 2000. ICRA 2006, 2006:4136 – 4141.

[7] O'TOOLE R, SIMON D, JARAMAZ B, et al. Towards more capable and less invasive robotic surgery in Orthopaedics [C]. Proceedings of the First International Conference on Computer Vision, Virtual Reality, and Robotics in Medicine (CVRMed '95), April 1995.

[8] 王田苗,宗光華,王志強,等.機器人輔助外科手術定位系統的初步實驗與誤差分析[J].機器人,1998,20 (1):55 – 62.

[9] DURET F, BLOUIN T L, DURET B. CAD/CAM in dentistry [J]. Journal of American Dental Association, 1988, 117:715 – 720.

［10］REKOW E D, ERDMON A G, RILEY D R, et al. CAD/CAM for dental restorations – some of the curious challenges［J］. IEEE Transactions on Biomedical Engineering, April 1991, 38(4):314 – 318.

［11］TAKANOBU H, YAJIMA T, NAKAZAWA M, et al. Quantification of masticatory efficiency with a mastication robot［C］. Proceedings of the 1998 IEEE International Conference on Robotics and Automation, Leuven, Belgium, May 1998:1635 – 1640.

［12］TAKANIBU H, TAKANISHI A, ICHIROKATO. Design of a mastication robot mechanism using a human skull model［C］. Proceedings of the 1993 IEEE/ RSJ International Conference on Intelligent Robots and Systems, Yokohama, , Japan, July 1993:203 – 208.

［13］Takanobu H, Takanishi A, Ozawa D, et al. Integrated dental robot system for mouth opening and closing training［C］. Proceedings of the 2002 IEEE International Conference on Robotics and Automation, 2002(2):1428 – 1433.

［14］BURDEA G C, DUNN S M, IMMENDORF C. Robotic system for dental substraction radiography［C］. Proceedings of the 1991 IEEE International Conference on Robotics and Automation, Sacramento, California, April 1991:2056 – 2062.

［15］FIGL M, EDE C, BIRKFELLNER W. Design and automatic calibration of a head mounted operating binocular for augmented reality applications in computer – aided surgery［C］. Proceedings of the SPIE – The International Society for Optical Engineering, 2005, 5744(1):726 – 730.

［16］WANG L, SADLER J P, BREEDING L C, et al. In vitro study of implant tooth supported connections using a robot test system［J］. Journal of Biomechanical Engineering, Transactions of the ASME, 1999, 121 (3):290 – 297.

［17］王勇, 呂培軍, 等. 用于全口義齒的人工牙三維坐標系的建立[J]. 實用口腔醫學雜志, 2005, 21(5):653 – 655.

［18］王勇, 呂培軍, 等. 集成于可摘局部義齒專家系統的二維有限元分析方法[J]. 口腔頜面修復學雜志, 2004, 5 (4):260 – 261.

［19］華先明, 程祥榮. 全口義齒計算機輔助設計系統的研制與應用[J]. 華西口腔醫學雜志, 2001, 11(4):235 – 236.

［20］程祥榮,華先明,等.計算機輔助全口義齒人工牙排列的研究［J］.中華口腔醫學雜志, 2000, 35(2):235－236.

［21］呂培軍,王勇,李國珍,等.機器人輔助全口義齒排牙系統的初步研究［J］.中華口腔醫學雜志,2001,36 (2):139－142..

［22］張曦東.全口義齒機器人制作系統之軟件部分研究［D］.北京:北京理工大學,1997.

［23］李國珍, 呂培軍, 譚京.人工牙列與無牙頜弓形態適配問題的研究［J］.現代口腔醫學雜志,1988,2:235－236.

［24］呂培軍.數學與計算機技術在口腔醫學中的應用［M］.北京:中國科學技術出版社,2001:1－4.

［25］王勇,吳雯,呂培軍.人工牙三維重建算法［J］.實用口腔醫學雜志,2004,20(1):8－11.

［26］BIRKFELLNER W, HUBER K, LARSON A, et al. Modular software system for computer－aided surgery and its first application in oral implantology［J］. IEEE Transactions on Medical Imaging, 2000, 19(6):616－620.

［27］INOUE T, YU F, NASU T, et al. Development of a Clinical jaw movement training robot for intermaxillary traction therapy［C］. Proceedings of 2004 IEEE International Conference on Robotics and Automation, 2004, 3:2492－2497.

［28］TAKANOBU H, OHTSUKI K, TAKANISHI A, et al. Jaw training robot and its clinical results［C］. Proceedings 2003 IEEE/ASME International Conference on Advanced Intelligent Mechatronics, 2003, 2:932－937.

［29］CHANG C C, LEE M Y, KU Y C. Custom denture fabrication with new abrasive computer tomography and rapid prototyping technologies［J］. Biomedical Engineering－Applications, Basis and Communications, 2003, 15 (3):115－123.

［30］NATHANSON D. CAD－CAM ceramic inlays: using an indirect technique［J］. Journal of American Dental Association, 1994(4):48－51.

［31］MAEDE Y, MINOURA M, et al. A CAD/CAM system for removable denture［C］. Part I: Fabrication of compete dentures Int Prosthet, 1994:213－216.

［32］TAKANOBU H., MARUYAMA T, TAKANISHI A, et al. Universal dental robot－6－DOF mouth opening and closing training robot WY－5－［C］. CISM－IFToMM Symposium on Theory and Practice of Robots and

Manipulators, 2000(4):33 – 34.

[33] 杜志江, 孫立寧, 富歷新. 機器人輔助醫療技術的新進展[J]. 高技術通訊, 2003(6): 40 – 43.

[34] 丑武勝, 王田苗. 醫用機器人與數字化醫療儀器設備的研究和發展[J]. 機器人技術與應用, 2003(4):7 – 11.

[35] 杜志江, 孫立寧, 富歷新. 醫療機器人發展概況綜述[J]. 機器人, 2003, 25(2):182 – 187.

[36] 劉洪臣. 口腔修復的發展趨勢[J]. 口腔頜面修復學雜志, 2002, 3(1): 1 – 2.

[37] 王田苗, 宗光華, 等. 機器人輔助外科手術定位系統的初步實驗與誤差分析[J]. 機器人, 1998, 20(1):55 – 62.

[38] 張永德, 趙占芳. 機器人在全口義齒制作中的應用研究[J]. 機器人, 2001, 23(2):156 – 160.

[39] 宋如杰, 張永德, 等. 用于機器人全口義齒制作的排牙算法[J]. 北京理工大學學報, 2001, 21(4):474 – 478.

[40] 宋如杰. 全口義齒機器人制作系統交互排牙的實現[D]. 北京:北京理工大學, 2001.

[41] 張永德. 全口義齒機器人制造系統的研究與實踐[D]. 北京:北京理工大學, 2001.

[42] 于爽. 采用多操作機的排牙機器人參數化設計[D]. 哈爾濱:哈爾濱理工大學, 2005.

[43] 胡騰飛. 采用多操作機的排牙機器人控制器的研制[D]. 哈爾濱:哈爾濱理工大學, 2005.

[44] 李存岑. 基于 DSP 的排牙機器人控制[D]. 哈爾濱:哈爾濱理工大學, 2006.

[45] 趙燕江. 排牙多指手結構優化設計抓取規劃及仿真[D]. 哈爾濱:哈爾濱理工大學, 2006.

[46] 王海英, 張禮勇, 張永德. 基于虛擬現實技術的排牙機器人應用研究[J]. 哈爾濱商業大學學報(自然科學版), 2005(1):54 – 56.

[47] 李存岑, 張永德, 等. 基于 TMS320LF2407A 的全口義齒機器人控制器設計[J]. 自動化技術與應用, 2005(10):8 – 12.

[48] 趙燕江, 張永德, 等. 醫用排牙多指靈巧手的結構參數優化設計[J]. 機械工程師, 2005(12):38 – 39.

168

[49] 楊永剛,張永德,等.排牙多指手抓取操作的仿真[J].哈爾濱理工大學學報,2003,8(6):11–13.

[50] ZHANGY D, ZHAO Z F, et al. Robotic system approach for complete denture manufacturing[J]. IEEE/ASME Transactions on Mechatronics, September,2002,7(3):392–396.

[51] 張永德,趙占芳,等.基于助排器的機器人排牙系統[J].機器人,2002,24(7):727–731.

[52] ZHANGY D, ZHAO Z F, et al. Tooth arrangement for the manufacture of a complete denture using a robot[J]. Industrial Robot: An International Journal,2001, 28(5):420–425.

[53] ZHANGY D, ZHAO Z F, et al. Robotic manufacturing system for complete dentures[C]. The International Conference on Robotics and Automation (IEEE ICRA2001),Seoul,Korea,May28–June3, 2001:2261–2266.

[54] 朱希濤.口腔修復學[M].北京:人民衛生出版社,1992.

[55] 馬軒祥.口腔修復學[M].沈陽:遼寧科學技術出版社,2001.

[56] 丁麗娟.數值計算方法[M].北京:北京理工大學出版社,1997.

[57] 陳堅,陳濤.利用 Visual C++ 2.0/4.0 編制 Windows 95 應用程序[M].西安:西安電子科技大學出版社,1997.

[58] 陳建春.Microsoft Visual C++ 圖形系統開發技術基礎[M].北京:電子工業出版社,1997.

[59] LEINECKER R C. Visual C++5 開發人員參考手冊[M].金帆翻譯組,譯.北京:機械工業出版社,1998.

[60] 鐘蓓,顧建鵬.C++ 面向對象程序設計實用教程[M].北京:北京航空航天大學出版社,1999.

[61] KRUGLINSKI D J.Visual C++ 技術内幕[M].潘愛民,王國印,譯.北京:清華大學出版社,1999.

[62] NORTON P,MCGREGOR R.MFC 開發 Windows95/NT 應用程序[M].孫鳳英,等譯.北京:清華大學出版社,1998.

[63] 曾志等.Win32 高級圖形編程技術[M].成都:電子科技大學出版社,1998.

[64] 吳斌,畢麗蘊.OpenGL 編程實例與技巧[M].北京:人民郵電出版社,1999.

[65] 吳海平,羅紅兵,張映平,等.OpenGL 圖形程序設計與應用環境[M].

長沙:國防科技大學出版社,1999.

[66] 王汝傳.計算機圖形技術原理及應用[M].北京:人民郵電出版社,
1998.

[67] 孫家廣,楊長貴.計算機圖形學[M].北京:清華大學出版社,1995.

[68] 吳雯.人工牙的三維重建及其交互實現[D].北京:中國科學院計算
技術研究所,2000.

[69] CRS ROBOTICS CORPORATION. CRS robotics – human scale solutions
(Teach Pendant User's Guide)[R].Burlington, Ontario, Canada, 1996.

[70] CRS ROBOTICS CORPORATION. CRS robotics – human scale solutions
(RAPL – II Programming Manual)[R]. Burlington, Ontario, Canada,
1996.

[71] 蔡穎,薛慶,徐弘山.CAD/CAM 原理與應用[M].北京:機械工業出版
社,1998.

[72] YAMAMOTO H. Robot path planning by genetic programming[J]. Artif
Life Robotics.1998,2:28 – 32.

[73] ZHANG M L et. al.. Neural network and fuzzy logic techniques based
collision avoidance for a mobile robot[J].Robotica.1997,15:627 – 632.

[74] NAKAMURA A et al. Fine motion strategy for skill – based manipulation
[J]. Artif Life Robotics,1997,1:147 – 150.

[75] WIDE P,SCHELLWAT H.Implimentation of a genetic algorithm for routing
an autonomous robot[J].Robotica,1997,15:207 – 211.

[76] 張永德.機器人多指手的結構優化設計及抓取機理的研究[D].哈爾
濱:哈爾濱工業大學,1999.

[77] 張永軍,楊蘭生.基於仿生學的上肢機構研究.機器人[J].1998,20
(1):20 – 24.

[78] 郭明,周國斌.多關節機器人工作空間的分析與評價方法[J].機器
人,1988,2(4):7 – 12.

[79] 林良明.仿生機械學[M].上海:上海交通大學出版社,1991.

[80] 李平.三指靈巧手手指及其抓取運動規劃的研究[D].哈爾濱:哈爾
濱工程大學,2003.

[81] 理查德·摩雷,李澤湘,夏恩卡·薩思特里.機器人操作的數學導論
[M].北京:機械工業出版社,1998:63 – 64.

[82] 楊洋,張啓先.多指靈巧手的最佳靈巧性設計[J].機械設計,2001,16

(1):22 – 27.

[83] 孫靖民.機械優化設計[M].第 3 版.北京:機械工業出版社,2005:
179 – 181.

[84] 柳洪義,宋偉剛.機器人技術基礎[M].北京:冶金工業出版社,2002:
16 – 27.

[85] BEKEY G A, LIU H, TOMOVIC R et. al.. Knowledge – based control of
grasping in robot hands using heuristics from human motor skills[J]. IEEE
Transactions on Robotics and Automation,1993,9(6):709 – 721.

[86] STANSFIELD S A. Robotic grasping of unknown objects: A knowledge –
based approach[J]. The International Journal of Robotics Research,1991,
10(4):314 – 326.

[87] BERALL T. Human prehension and dexterous robot hands [J]. The
International Journal of Robotics Research,1997,16(3):285 – 299.

[88] NGUYEN V D. Constructing force – closure grasps[J]. International Journal
of Robotics Research,1988,7(3):3 – 16.

[89] PONCE J,FAVERJON B. On computing three – finger force – closure grasps
of polygonal objects[J]. IEEE Trans. Of Robotics and Automation,1995,11
(6):868 – 881.

[90] NAKAMURA Y, NAGAI K, YOSHIKAWA T. Dynamic sand stability in
coordination of multiple robotic mechanisms[J]. International Journal of
Robotics Research,1989,8(2):44 – 61.

[91] BICCHI A. On the closure properties of robotic grasping[J]. International
Journal of Robotics Research,1995,14(4):319 – 334.

[92] 左炳然,錢文瀚.機器人多指抓取力封閉分析的非綫性規劃算法
[J].機械工程學報,1999,35 (2):19 – 22.

[93] 張啓先.空間機構的分析與綜合[M].北京:機械工業出版社,1984.

[94] 常雲霞.推土機集中連杆操縱機構設計和運動仿真[D].河北:河北
工業大學,2003:22 – 25.

[95] 宋曉華.機械壓力機運動學仿真分析和虛擬樣機研究[D].杭州:浙
江工業大學,2005:20 – 47.

[96] 洪如瑾.UG NX CAD 快速入門指導[M].北京:清華大學出版社,
2003.

[97] 曾謝華,李珊,孫東明.基于 UG 的機械系統仿真分析[J].機械,2005

(增刊):61 – 63.

[98] 岳宏偉.車架裝退套機結構研究及仿真[D].武漢:武漢理工大學,
2005:48 – 58.

[99] 張方瑞,于鷹宇,程鳴,等.UG NX2 高級實例教程[M].北京:電子工
業出版社,2005:268 – 332.

[100] 胡小康.UG NX2 運動分析培訓教程[M].北京:清華大學出版社,
2005:44 – 163.

[101] 姚文斌,何天淳.受扭鋼絲軟軸的設計計算[J].機械設計,1999,14
(11):35 – 37.

[102] 李瑞琴,鄒慧君.現代機構的創新設計理論與方法研究[J].機械科
學與技術,2003,22(1):83 – 85.

[103] 李凡,汪法根.一種機器人特殊手部設計[J].機械設計與制造,2002
(6):55 – 56.

[104] 劉廷榮,張永德,等.一種直角坐標式裝填機器人操作機的設計
[J].哈爾濱工業大學學報,1997,29(1):100 – 102.

[105] 李銀勝,張和明,等.曲綫輪廓機器人及其機構設計[J].機器人,
2000,22(4):289 – 292.

[106] 劉衛國,陳昭平,張穎.MATLAB 程序設計與應用[M].北京:高等教
育出版社,2002:3 – 5.

[107] 周金萍,王冉,吳斌.MATLAB6 實踐與提高[M].北京:中國電力出
版社,2001:101 – 107.

[108] 王曦.機構的運動分析[J].華北水力水電學報,1994(6):48 – 52.

[109] 石廣田,俞焕然,等.工業機器人運動車體位姿計算方法研究[J].
蘭州大學學報,2001,37(2):53 – 56.

[110] 柳朝陽,趙永成.平面偏移曲綫奇異點分析及處理[J].鄭州大學學
報,1996,28(1):19 – 22.

[111] 張穎,吳成東,原寶龍.機器人路徑規劃方法綜述[J]..控制工程,
2003,10(5):152 – 154.

[112] 柏藝琴,賀懷清.移動機器人路徑規劃方法簡介[J].中國民航學院
學報,2003(10):207 – 209.

[113] 白井良明.機器人工程[M].王棣堂,譯.北京:科學出版社,2001:
117 – 120.

[114] 申魁華,譚躍剛.一種多移動機器人運動規劃的混合式方法[J].機
電一體化,2004,31(9):44 – 47.

[115] 郭炳華,胡躍明.移動機器人路徑規劃與計算機控制實現[J].計算機工程與應用,2003(11):3-4.

[116] 杜浩藩.運動控制技術及其在機器人控制系統中的應用[D].北京:中國科學技術大學,2003.

[117] 雨宮好文.機器人控制入門[M].王益全,譯.北京:科學出版社,2000:16-18.

[118] PAULUS D, WOLF M., MELLER S, et al. Three - dimensional computer vision for tooth restoration [J]. Medicalf Image Analysis, 1999, 3(1): 1-19.

[119] PAUL L, BUCHNER K, GAST R. Digital documentation of individual human jaw and tooth forms for applications in orthodontics, oral surgery and forensic medicine[C]. Proceedings of the 24th Annual Conference of the IEEE Industrial Electronics Society (IECON'98),1998.

[120] YAMANY S M, FARAG A A, TASMAN D, et al. A 3 - D reconstruction system for the human jaw using a sequence of optical images[J]. IEEE Transactions on Medical Imaging, 2000, 19(5):538-547.

[121] SHIMABUKURO M H, MINGHIM R. Visualisation and reconstruction in dentistry [C]. Proceedings of IEEE Conference on Information Visualization, London, England, July29-31, 1998:25-31..

[122] DASTANE A, VAIDYANATHAN T K, LAXMINARAYAN S. 3D computer generation of occlusal tooth surface [C]. Proceedings of the Twelfth Annual International Conference of the IEEE Engineering in Medicine and Biology Society, Philadelphia, November1-4, 1990: 1182-1183.

[123] WANG HY, ZHANG LY, ZHANG Y D. Study on simulation system of tooth arrangement robot based on simmechanics[C]. ISTM/2005: The International Symposium On Test And Measurement, VOLS 1-9, Conference Proceedings:7360-7363, 2005, Dalian, China, Jun 01-04, 2005, (ISTP-BCZ22).

[124] WANG HY, ZHANGg LY, ZHANG Y D. Optimize design dexterity of tooth - arrangement three - fingered hands [C]. Icmit 2005: Control Systems And Robitics, Pts 1 And 2 6042: V422-V422, Part 1&2 2005, Proceedings Of The Society Of Photo - Optical Instrumentation Engineers (Spie), Chongqing, China, Sep 20-23, 2005, (ISTP-BDT93).

國家圖書館出版品預行編目(CIP)資料

機器人化全口義齒排牙技術 / 張永德著. -- 初版.
-- 臺北市：崧燁文化, 2018.04

　面；　公分

978-957-9339-86-5(平裝)

1.牙科技術 2.義齒 3.機器人

416.96　　　　107006716

作者：張永德
發行人：黃振庭
出版者：崧燁出版事業有限公司
發行者：崧燁文化事業有限公司
E-mail：sonbookservice@gmail.com
粉絲頁　　　　　　網址:http://sonbook.net
地址：台北市中正區重慶南路一段六十一號八樓815室
8F.-815, No.61, Sec. 1, Chongqing S. Rd., Zhongzheng
Dist., Taipei City 100, Taiwan (R.O.C.)
電　話：(02)2370-3310 傳　真：(02) 2370-3210
總經銷：紅螞蟻圖書有限公司
地址：台北市內湖區舊宗路二段 121 巷 19 號
電話:02-2795-3656　　傳真:02-2795-4100　網址：
印　刷：京峯彩色印刷有限公司（京峰數位）
定價：250 元
發行日期：2018 年 4 月第一版